# 大田仁史の『ハビリス』を考える

## リハビリ備忘録

茨城県立健康プラザ管理者
大田仁史

三輪書店

# はじめに

想定外の大地震と津波は国難を引き起こした。日常そのことに目を奪われてしまうのであるが、実は団塊世代がすべて高齢化する二〇一五年からは高齢者の大津波が襲う。この様を茨城新聞という地方紙の連載「リハビリ忍法帖」で二度ほど記載した。一度目は二〇一〇年四月二五日であった。高齢者が堤防を乗り越えて押し寄せる挿絵を描いてもらった。二度目は二〇一一年三月五日で、「団塊の津波は三波ある」と書いて、三波が堤防を越える挿絵が入った。あろうことに、その六日後に実際の大津波がしかも三波襲った。これには驚いたが、地震の前だったのでどうしようもなかった。ちなみに第一波は二〇一五年頃で年金が主たる問題、第二波の押し寄せる二〇二五年頃はこの世代がすべて後期高齢者になり、医療・介護が問題になろう。第三波は第二波に続いて多死時代に入り、二〇三五年頃にピークを迎える。同時に孤独死が問題になる、というものである。

水の津波は避けようもないが、人の津波は予想ができるし対策が立つ。すなわち、できるだけ堤防を高くすることになる。さしずめ制度を整え、サービスの量を増やすことだ。そして、このような時代を乗り切るキーワードの一つは介護予防とリハビリテーションであろう。これで人の尊厳を守る。そうでないと、悲惨な社会になる。そのようなことを考え、ボランティアを養成したり、話したり、書いたりしているのが筆者の日常である。

この書は、日本リハビリテーション病院・施設協会誌に二〇〇六年一月から「大田仁史のいきいき人生論」として連載してきたものである。そのこと自体、年寄りがボケないようにという協会の理事の方々のご厚意によるもので、感謝の限りであった。お陰で日々思うことを整理したり、考えたりするのに大いに役立った。しかし年寄りという動物は暇でせっかちなものだから、一回分を書くと続いて次のことを考え書いてしまう。また時代のこと、特にリハビリテーションにかかわることが気になって、おせっかいな文章を書き溜めるはめになってしまった。そのため連載は人生論になっていないのである。実は、もともと人生論など書ける能力はないので、忸怩たる思いで毎回書いていたのを白状する。読者、編集者の方々にはこの場でお詫びする。

印刷元の三輪書店の青山智さんは優しい人で、「五〇回になったら書にしましょう」と言ってくれた。お世辞で励ましてくれたのかもしれないのだが、なにしろ暇だからそれを真に受けてどんどん書き溜めたのが早々と五〇回分を超えてしまった。それを気の毒に思ってか、編集担当の人が整理してくれ、急遽上梓するに至ったのである。「縁」、「法」、「省」、「心」、「生」と章立てにして整理されている。もとよりこれは編集者の技で、筆者には及ばない能力による整理である。したがって、内容は時系列にはなっていない。似たものを集めてくれたものだと思う。そういうことで、書き下ろしたものではないから、話が重複したりして、読みにくいところがあるかもしれないがお許しいただきたい。ただ、どこから読んでいただいてもかまわない。

なお、これまた余計なお節介だが、協会誌のコラムは名を替え、どなたか若い人が次の人を指名しながら書いてくださるとか、一年のテーマを決め、いろいろの人が意見を述べるなどしてくれると、年寄りには勉強になる。

大田仁史

# 目次

## 第二章「法」

### ここがへんだよ介護保険

## 第三章　「省」　自分らしさ？

## 第四章　「心」

### こころがつなぐもの

## 第五章　「生」いきいき、のびのび

# 第一章 「縁」

## 団塊の津波と地域の縁

## 一話 「団塊の津波」

堺屋太一さんがいう団塊世代、一九四七年、四八年、四九年生まれの人がすべて六五歳以上、すなわち高齢者になるのが二〇一五年である。したがって後期高齢者になるのが二〇二五年である。そのころの高齢者医療・介護の世界は需給の関係が激しくせめぎ合うであろう。結論から言えば、供給が間に合わないため、サービスを受けるための過当な競争が起こる。男性と女性では平均寿命の関係でやや年にずれが生ずる可能性はある。平均寿命だけで考えると、七年違うので、女性のほうはそのくらい遅れてくるかもしれない。六五歳の健康余命で見ると、茨城県民の計算では平均では男性一七年足らず、女性二〇年余りで三年以上の開きがあり、やはり波は少しずれる。いずれにせよ、その前の世代の人数とは比較にならないほど多いので、押し寄せる需要の大きさは半端ではない。筆者はこれを「団塊の津波」と呼んでいる。

津波は、台風の大波などで表層の波が大きいのとは根本的に異なる。要するに海水の塊が海底から動くのである。一九九三年北海道南西沖地震による奥尻島の大津波、二〇〇四年のスマトラ沖地震による津波、一九六〇年および最近のチリ地震による津波をみるとその力の大きさには驚くばかりである。この津波のように突如膨大した数の人が一気に高齢者、後期高齢者となって、医療や介護のニーズを背負って押し寄せるのである。これをどう迎え撃てばよいのか。当事者である団塊世代はしっかりした考えを持って臨まなければ津波に押し流される。津波も団塊世代なら、迎え撃つのも団塊世代なのである。

津波には一波、二波、三波ある、と知るべきである。第一波はもちろん団塊世代のトップである一九四七年（昭和二二年）生まれが六五歳になるころから始まり、一九四九年（昭和二四年）生まれが高齢者になる、すなわち団塊世代がすべて高齢者になる波である。一九五〇年（昭和二五年）生まれも結構多いので、ここまで入れて考える人もいる。二〇一五年がピークである。六五歳といえばまだまだ元気だ。これからひと花咲かそう、と考えているご仁もいるだろう。女性は特に元気である。この第一波で問題になるのは何か。これは考えるまでもなく年金である。年金を払い切るだけの力が日本にはない。したがって、受給年齢を先延ばしにするか、額を下げるか、財源を税で確保するかしか考えられない。この中の一つの対策をとるか、すべてを組み入れるかであろう。

第二波はそれから一〇年後、この人たちがすべて後期高齢者になるころである。そろそろ体にガタがくる。膝が痛い、腰が痛いなど運動器の衰えにも気づくだろうが、それ以上に、成人病のつけが回ってきて、内部の障害も目立ってくる。癌なども増える。要するに医療や介護が問題になってくる。少子化対策が第一優先だから、小児を大切にする予算が増えるから高齢者に回るお金は抑制されるだろう。

一方では、医学自体は進み、救命機能が高くなるから、障害をおったままの人が増える。しかし、障害をおった人に対しては、右肩上がり原理主義が障害者や高齢者にも及ぶので、右肩下がりの人たちは捨て置かれるだろう。これは、リハビリ医療の世界にまでじわじわ浸潤してきて、改善が見込まれない人の切り捨てが行われている。特殊疾患病棟から脳卒中者や認知症者が弾き飛ばされた。医療や介護がオーバーフローしてしまうのである。介護はもちろん老老介護である。団塊世代が核家族を重視したつけがここ

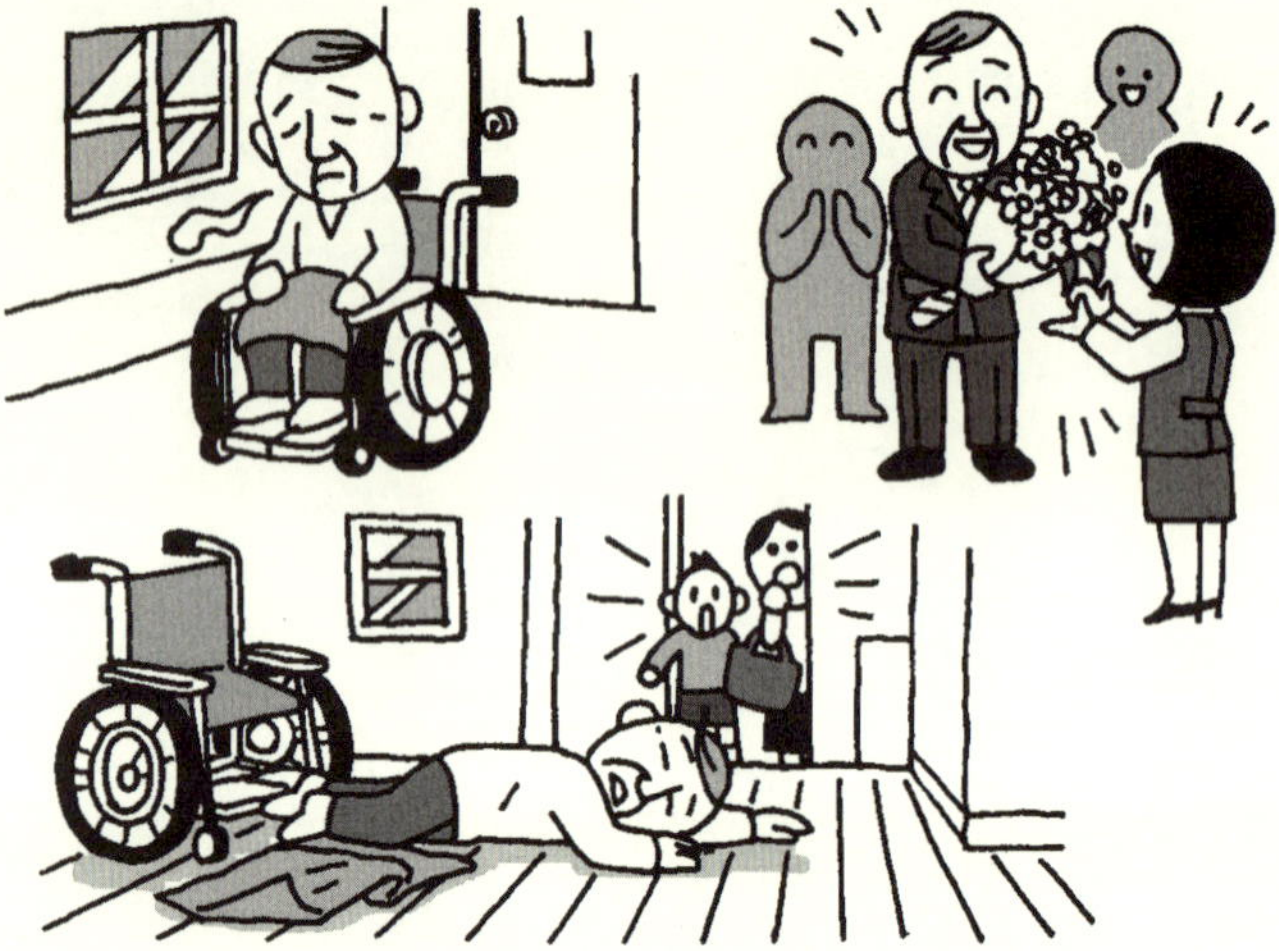

でも回ってくる。
そして、第三波。この人たちの命がそろそろ尽きるころである。多死時代の到来だ。老夫婦の一方が亡くなれば独居家族、そして在宅ケアを重視する現状のままで行けば在宅での孤独死である。孤独死はどこにいても起こりうるので、そのこと自体は恐れるに足りないのであるが、死者発見の遅れは何とかしたい。そうでないと、腐敗、蛆、蝿、ハラジロカツオブシムシ（八話）、となってしまう。死臭の染みついた家屋は使用不可能だそうだ。孤独死は避けられないとしても、死後一両日で発見されるようにしたい。

このようなことがどっと津波のごとく押し寄せてくるから、少しでも対策を練らないといけない。

## 二話　団塊の津波を崩す

団塊世代が高齢者になだれこんでくる様は、あたかも津波のごとくであろう、と「団塊の津波」と呼ぶことにしている。津波は突然襲ってくるので、緊急避難は高い場所に逃げるしか手段はないが、団塊の津波は高齢者が増えるのであるから予測が立つ話である。したがって、前もって準備しておくことはできる。準備が十分でなくとも覚悟をしておくことは可能である。

さて、津波を迎え撃つにはどのような考えを持つべきか。当たり前のようではあるが、筆者は二つの対策があると思っている。その当たり前のことができないと泣きを見るのである。

一つは、津波を正面から受けとめること。これは分かりやすい。増大する医療ニーズや介護ニーズに真正面から堤防で対応しようとする考えである。すなわち制度の整備やサービスの増強である。津波は予想されているとはいえ、押し寄せるときはどっと来るので、予想外のことが起こる。おそらく筆者の想像では堤防を高くしても波はそれを乗り越えてくるだろう。この際、サービスの質を問うより、まず量を増やすことである。何を基準で量を考えるかといえば、孤独死を少なくできるか、ということを指標で考える。孤独死はそれに至るプロセスも悲惨であれば、未発見でいる間も悲惨である。少なくとも、死後三日以内に発見できるシステムとサービスを考える。

二つ目は、津波の高さを抑え込む、という考えである。もちろん現実の津波ではそんなことはできないが、人の津波であるからその人たちの考え次第で事情が少し変わる。では津波の高さを抑えるとはどういうことかといえば、団塊世代の寿命が前後にバラけることである。といっても前倒しは、川柳:「老人は死んでください国のため」(一九九七年四月、雑誌『オール川柳』で特選)の世界に入るので、これはまずい。

ではどうするか。それは「健康寿命」を一年でも、二年でも延ばすことである。この世代の何割かの人が、四、五年健康寿命を延ばせればいい。そうすれば後の世代に紛れ込むので津波の高さが減ることになる。介護予防はこの観点から見てもきわめて大切なアプローチといえる。

後の世代はその分窮屈になるが我慢してほしい。全体としてそれで一〇年も時を稼げれば団塊世代のかなりの人がいなくなり、後の世代は医療と福祉財産を引き継げる。第二団塊は、親の実際の財産も受け継げるのでそんなに心配はない。

第一の対策は国に、第二の対策は団塊世代に大いに頑張ってもらわなければならない。団塊族はうかうかしていられないのである。

（二〇一一年三月一一日の東日本大震災で大津波の被害を受けた方には表現が厳しいかもしれませんが、震災前の原稿なのでお許しください。）

## 三話　団塊世代の老人ホーム

団塊の世代はご存知堺屋太一さんの命名で、一九四七年、四八年、四九年（昭和二二年、二三年、二四年）生まれの世代をいう。実はその後一、二年にも大勢の人が生まれている。学校はマンモス学級、すし詰め教室などといわれた。二部授業といって一日に二度授業がなされたこともあった。この人たちが二〇一五年にすべて六五歳以上になるので二〇一五年問題などと呼ばれている。二〇〇七年問題というのはこの人たちが一度に定年で退職するので、職場の人員構成にアンバランスがでることをいう。

それはさておき、現在特別養護老人ホームは個室とユニット仕様でなければ助成が受けられないことになっている。理由は、この世代は価値観が多様なので個室でなければ入居者が満足しないというのだ。ホームにまだ入ったこともないのにわかるのか。

価値観が多様と言うと聞こえがいいが、筆者に言わせれば「わがまま」というだけだ。この大勢の人たちの何%が特別養護老人ホームへの入居を希望するか知らないが、現在の趨勢で推測すると膨大な数の新設ホームが必要になる。マンモス学級やすし詰め教室で学んだ人たちを、高齢になったからといって個室に入れるなど想像しても無理だとすぐわかる。この世代にはマンモス老人ホームのすし詰め居室がふさわしい。

百歩譲って、この人たちの要望に応えて個室のホームを作りまくったとする。しかし、この世代も三五年か四〇年も経てばほとんどこの世からいなくなる。残るのは個室の老人ホームばかりだ。こんな不経済な話はないではないか。このようなことを決めるのは団塊の世代かその後の準団塊族くらいで、その人たちは、現在立場が偉くて、会社でも役所でも個室などに入っている。自分が個室にいるから個室に固執しているのだ。

うまい手立てがなくはない。この世代が学んだ学舎を有効に活用する。小学校、中学校の空き教室の積極的活用である。賢い自治体ではすでに行っている。小学校区で実施できればすばらしいが、人件費が追いつかないので広域の中学校を活用する。団塊の世代用に建て替えた学舎は広い。教室が遊んでいる。給食設備も図書館も音楽室も体育館も、プールまである。ないのは霊安室だけだ。学校は鉄骨で頑丈なものもある。

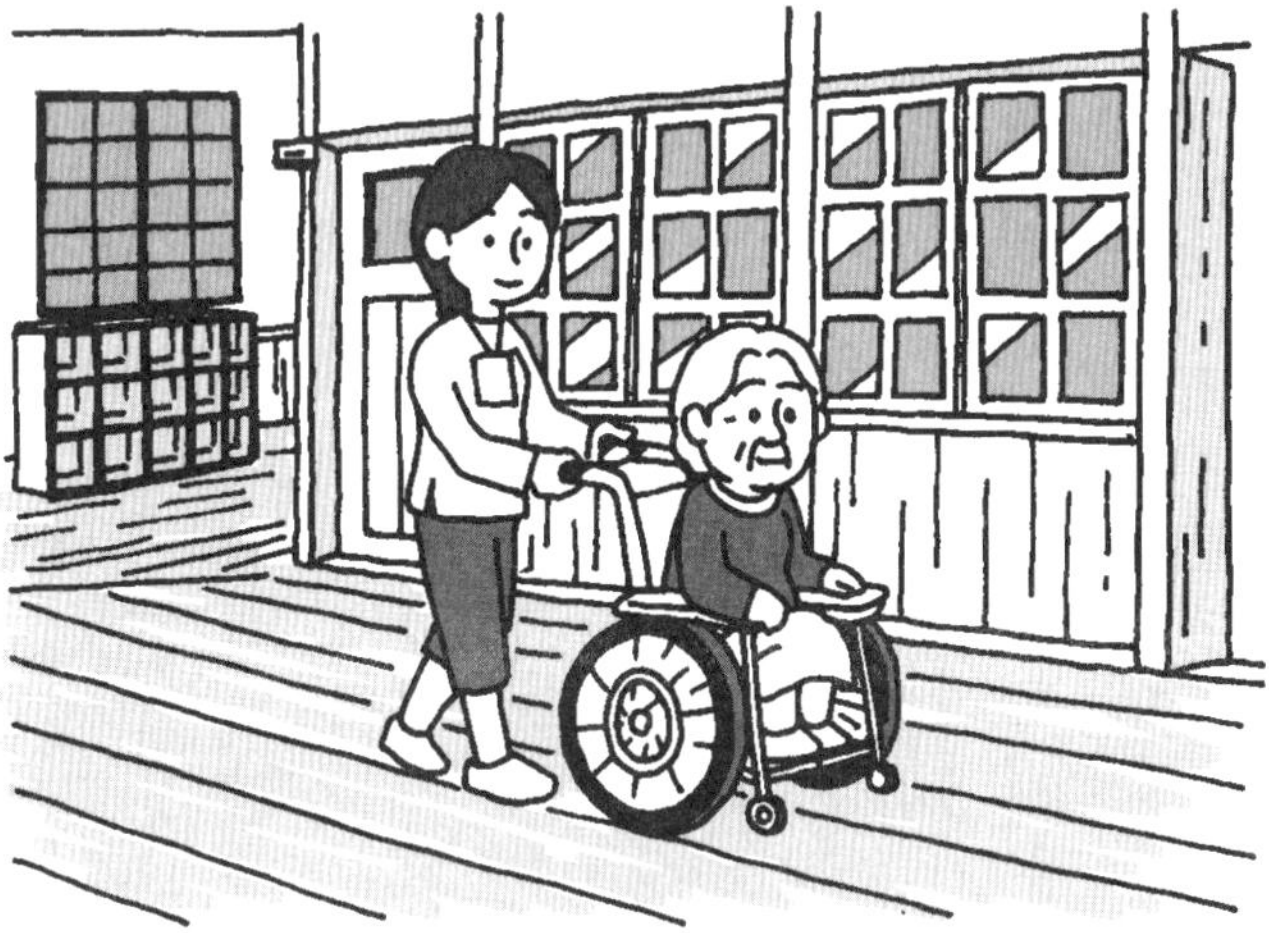

「姉歯」建築のものではないので鉄骨の建物ならまだ三、四〇年は持つだろう。危なければ補強すればよい。問題は校舎の内装の改造。これには木材、特に杉材を使う。国内にはどこにでも有り余るほどの杉がある。輸入のほうが安くつくなどとけちなことを言わないで、伐採は団塊の世代にがんばってもらう。なにせ大勢いて、まだ六〇代なら足腰も丈夫なのだから。内装はテレビの「大改造!!劇的ビフォーアフター」のようにきれいにし、できるだけ個別性のある設計にする。なにせ校舎はだだっぴろいのだ。

しかし、いくら丈夫といえども、建物に

も寿命がある。七、八〇年なら大丈夫だとか。団塊族が中学生になるころに間に合わせてきたのだから、団塊族の命が尽きるころ、合わせたように耐用年限も尽きるだろう。その時は、全部壊して整地し、公園にするなり植林するなり自由にすればよい。後世に自然を残す。温暖化にも貢献する。ただし杉だけは植林しない。なにせ、筆者は花粉症に悩まされているのだ。「せんせ、いつまで生きるつもり?」、と揶揄されそうだが、本当に真剣に考えている。団塊世代の高齢化は津波のごとくはんぱではない。しかも三波の津波で二〇一五年が一波。年金が問題になる。二波が二〇二五年。全員が後期高齢者になるので医療と介護が問題になる。もちろん在宅介護は老老介護で破綻する。二〇三五年は多死時代だ。孤独死が問題になる。

団塊世代はもっと冷静に自分の老後と時代を見ないといけない。

## 四話　超高齢社会は住民参加で乗り切る

二〇〇五年の茨城県のリハビリ病院懇話会の研修会で、地域活動の要諦は「活動家を選び、育てて、組織することです」と前沢政次先生はさらりと話された。前沢先生は宮城県の涌谷町の福祉・医療の包括システムを造られた先生である。その後北海道大学の総合診療科教授でプライマリ・ケア関連合同学会理事長をしておられ、現在は北大の名誉教授である。気さくな先生で、「鈴木章名誉教授はノーベル賞ですが、同じ名誉教授でも随分と違う」とおどけておられた。

「選んで、育てて、組織する」という前沢先生のこの言葉が、茨城県で現在行っているシルバーリハビリ体操指導士の養成事業を始めるにあたって、頭からずうっと離れずにいた。一般の人を、しかもおおむね六〇歳以上の人を集めようというのであるからなかなかこの原則通りには行かないのではないか。

まず活動家を選ぶといってもボランティアであるから試験で選考するわけにはいかない。これは公募するしかない。六〇歳を過ぎてボランティアに応募してくるほどであるから活動家であるに違いない。「活動家」といえなくても、社会貢献に積極的な考えを持っている人であるとはいえる。そう解釈した。

ボランティアはただ集めて何かをやってもらうのではなく、最小限の必要な知識を持ってもらうことが大切であると言われている。体操指導士養成事業では、ある町でモデル事業を行った。超高齢社会の抱える介護についての総論的な話を行い、解剖運動学と体操を三五時間かけて行ってみた。しかし、物足りない感触だった。そこで二〇〇五年度から事業を本格的に始めたときには五〇時間にしてみた。栄養学や制度の話を織り込んだ。しかし総体的には参加者への負担も大きく、長すぎると思われたので、現在カリキュラムは四〇時間としている。試行錯誤のうえ、現在のカリキュラムでは体の部位の名称、関節の動き、筋肉、骨、神経など一〇八項目に落ち着いた。これだけを憶えてもらうのは高齢者にはかなりの負担だが、テストをしたりリポートを書いてもらったりしながら進行している。ボランティアに何をどれだけ知識として持ってもらうのか、は結構難しい。

「その体操は、何のために、どの筋肉を使い、どの関節を、どう動かしているか」を知ってもらわないと、全県下に統一した体操が普及できないし、会員同士の交流もレベルアップの指導もできない。きちんとした運動解剖学の量を少なくして指導するのが工夫のいるところで、素人だからといい加減にしてはいけない。

高齢者のボランティアを組織化するのはこれもなかなか難しい。それぞれ閲歴が異なるし、積極的な人が多いだけにまとまりがつきにくい点もある。しかし大人の集団であるから信じて市町村ごとに会を作ってもらった。現在は、県域、ブロック単位の会ができている。この人たちを会に縛りつけるのはいかがかとも思ったが、会がしっかりしなければ健康プラザとの交渉や連絡などがうまくいかない。また、会員のレベルの維持が図れない。

いずれにせよ、団塊世代が高齢者になっていく超高齢社会は住民が参加し主体的な運動を行っていかなければ、いろいろの対応が間に合わない。現在、指導士の活動状況を見ていると、きわめて積極的で、行政の対応が間に合っていないように思う。行政側の対応とは、活動場所の提供や会への助成である。

力のあるボランティアは、もちろん一級として三級の養成指導に当たってくれる。日常の活動では、公民館や集会所では足りず、自宅を解放したり、お寺の境内を使ったり、男性の参加が少ないので家庭訪問して連れ出したりしている。東日本大震災でも自主的に避難所で活躍してくれた。

いずれにせよ、超高齢社会の介護予防は行政や専門家に頼っていたのでは対応は不可能である。住民が学び資源となって活動することが求められる。専門家や行政はそれを支援することである。

## 五話　地域リハビリテーションの本質

地域リハビリの本質とは何だろうか。もうこのことを考え始めて四〇年が経つ。数えきれない人々と議論をし、ある時は地域とは何か、といったリハビリとは少々かけ離れた議論に終始することもあった。また、地域を病院の対極において、在宅として論ずることもあった。地域とはコミュニティーであるという議論になったとき、現在コミュニティーなどはないと切って捨てられた社会学者の意見にうな垂れてしまったこともある。

今、筆者は、地域は人がある共通の価値規範の中で住んでいる、一定の場所のことであるとし、他に難しく考えない。そこでのリハビリとは、医療に限らずあらゆる領域で、阻害因子を取り除き、障害者や高齢者が普通に（菅直人首相ふうに言えば「最小不幸」）暮らせるように、地域が変わっていくことであると考えている。

今筆者は、障害者が障害者として生きていけるように変わっていくと同じように、地域も少しずつ変わっていくこと、それが地域リハビリだと思っている。というのは、地域というのは、根本で健常な人が物事を決めていくため、基本的には障害者や高齢者が住みにくいようになってしまうようにできているからである。地域が発展するには健常な人々が効率よく活動できなければならず、いやでもその方向に引きずられるのは仕方がないことで、その結果として障害者や高齢者が住みにくくなっているのである。したがって、常に、障害者の生活にとっての阻害因子を意識していないとその乖離が大きくなってしまう。

阻害因子とは、巷間言われるところのバリアといっていい。現在そのバリアは四つに整理されている。①物理的、②制度的、③文化・情報的、④意識（心）的バリアである。障害者にとって、地域はこの四つのバリアに満ちており、健常な人たちには特に問題にならないことであるが、ひとたび障害をおうと一つずつが大きな脅威となって障害者の生活を脅かす。災害時での障害者の生活困難ぶりなどはその典型である。

①物理的バリアは肢体不自由者の例を考えれば理解しやすいし、②制度的バリアにつ

いても、ハンセン病のように制度で苦しめられた人や、たとえば希少難病者など制度がないため苦しむ人、それに制度の谷間に落ちる人、などなど枚挙にいとまがない。③文化・情報からはどれだけ障害者は遠ざけられているであろうか。目や耳が不自由であると、自由に観劇ができない。映画鑑賞も難しい。テレビを楽しめるか。デジタルテレビの恩恵にあずかる人がいる半面、そのアナログからの転換がバリアになる人もいる。

一般の人は、普通障害者が何に苦労しているか具体を知らない。それは接し慣れていないからである。その結果、障害のある人を心のどこかで拒絶または回避している。これは悪意があってのことではない。気がつかないだけのことである。そのために健常者中心の社会の変動の中で障害者や高齢者が置いてきぼりになっている。徘徊する認知症者は現存しない昔の町影を求めて徘徊しているのかもしれない、そのようなことを知ることが障害者や高齢者を住みにくくさせることを防ぐ。たとえば、一言声をかけるなどである。これは、④心、意識の問題である。

このようなバリアを一つずつ少なくすることが地域リハビリの活動で、地域はそれで変わっていく。それが地域リハビリであると筆者は考えている。リハビリ医療はそのことをもっともよく知っている領域である。

地域は障害者のニーズに満ちた海といえる。まだ現れないものもある。そのことをよく認識して人々や私たちプロは活動しなければならない。障害者のニーズは普通、医療から生まれる。それが次第に拡大し、学校に行けば学校に解決すべきニーズが生じる。就労しかり、また高齢者問題も同様である。障害者の解決すべきニーズは、まさに山間荒野樹下空中にあることを知るべきである。

## 六話　住民のなかにいるのか、外にいるのか

長年、地域リハビリに関心を寄せてきた。その長い歴史の中では「地域とは何か」「地域社会とは何か」といった蟷螂《かまきり》が斧をかかげたような議論もしてきた。

社会学では、地域社会は、血族縁、職域縁、友人縁、地域縁の四つの縁で作られると説明されることがある。ここでいう地域は近隣のことである。最近はこの四つの縁がばらばらで、「地域社会などありません」と言われるその道の大家もいる。なるほど自分が住んでいるマンションを見ても、少なくとも自分のフロアーでは表札を出しているのはわが家だけで、どなたも名前を秘している。秘するほどの人かどうかもよく分からない。したがって、両隣の人の名前も知らない。別にそれで困ることもないと言えばそうなのだが、エレベーターで挨拶を交わしても、名前を呼び合えず、そこは微妙な空間になる。

さて、このような「地域」の中で「地域リハビリ」は何を目指せばよいのだろうか。人生の中途で障害をおった人は、職域縁から消える。これはやむをえない。ついで趣味や同好の仲間である友人縁が希薄になる。勤め人は、もともと近隣の縁がほとんどないので、障害をおってからそこに救いを求めることはできない。入院中は大勢のスタッフに囲まれ、病院というコミュニティーの中にいて、庇護的ではあるがそれなりの社会とのつながりを感じることができる。しかし家に帰ればたちどころに孤独の淵に落ちる。

地域リハビリとはこのような状況の中で障害をおって生きる道筋を見出す努力といってもよい。支援者はそれを支援することになる。これはもちろんリハビリの専門職だけでなせることではないのは言うまでもない。

筆者は、障害者にとって、この不確かな地域社会の中で暮らすには、血族縁が絶たれるときわめて厳しいが、他に新しく縁を築く作業が必要だと考えている。その縁とは何か。

血族縁に加え、まずリハビリ専門職の縁が必要である。プロの縁と言ってもよい。この縁は入院していた病院で担当してくれた人であってもいいし、地域で活動している人であってもいい。この人たちと絶縁になると厳しい。もう一つは、仲間の縁である。患者会があればそこから人間関係が広がることもあろう。仲間には先輩もいるので、障害をおって生きていくことの真髄を学ぶことができよう。さてもう一つの縁は、ＮＰＯやボランティアなどの支援者の縁である。これは仲間の縁くらいに大切だ。失語症パートナーなどは失語症者にとってはきわめてありがたい存在である。この縁を通して細くはあっても社会との道がつながる。これらの人たちは常に近隣にいるわけではない。ネットワークでつながる縁である。このような人々に触れ合いながら、はじめて人間らしく地域で生きていくことができる。

地域リハビリということが語られて久しいが、筆者を含め、活動は病院や施設に軸足を置き、リハビリ医療のニーズの中でしか障害者を見ていないような気がしていた。もちろんそれは必要なことであるが、少なくとも「リハビリ」という字がつく仕事にかかわる以上は、述べてきたようなことにも関心を持たなければならないだろう。

専門職の仕事の一つに、一般の人々に自分の専門領域の考えや手法を伝えていくことが入っていると筆者は考えている。リハビリは医療からことが始まるが、その先は障害をおった人たちが地域の中で、少しでも幸せな生活が送れるように支援するということであって、そこに視点を置いた活動が地域リハビリ活動といえる。それは一人の専門職にすべてのことを求めているのではない。「専門職」という職能に求められていることである。この視点を欠いてはおそらくリハビリそのものの存在が危うくなると思う。

住民の中にいるか、外にいるか。この問いの答えによっては、リハビリにいる人かリハビリを語っている技術者だけの人か、が分かると思う。

## 七話　地域リハビリテーションと環境問題

二〇〇七年のいつだったか、環境庁から、環境汚染とりわけ二酸化炭素（$CO_2$）六％減の運動に協力の依頼があった。$CO_2$削減に協力することに何の異存もないが、医療から身を引いて、介護予防の体操を指導している筆者にどのような関係があってのことかいささか腑に落ちなかった。理由を尋ねたら、「たとえば、バス停留所を一駅前に降りて歩けばガソリンの使用が少し減る」、そのようなことを体操の指導のときにつけ加えてほしい、とのことであった。体操と$CO_2$の削減を結びつけるのは「風が吹けば桶屋が儲かる」の理屈に似て、少々無理があるのではと思ったが、悪いことではないので機会があるたびに「自動車に乗るより歩こう」くらいのキャンペーンはできると思って引き受けた。

実は筆者はかねがね地域リハビリの考え方と環境問題は似たモデルだと考えていた。

茨城県立医療大学で教鞭をとっていたときも、地域リハビリの概念を学生に説明するのに環境問題を例に引いて話してきた。少々「風と桶屋」の理屈の気がしないでもないが……。理屈は以下の通りである。

障害は個人から切り離すことはできない。しかし当事者は障害さえなければと思う。障害を切り離したいがそうはいかない。そう思う強さは社会の障害者に対する受け止方に大いに関係する。障害を自分から切り離せない当事者は、多くの制限や制約をおいながら、自分がダメにならないように、障害を生活や人生の中に包み込みながら自分を変えていく努力をする。これは個人のレベルのリハビリといえる。

そのような家族の一員を抱えた家族もまた当然ながら大きな制限と制約をおう。「お父さんが元気でさえいてくれれば息子を大学にやれたのに」、「お母さんが倒れなければ家族で旅行ができたのに」などなど。「……れば」のついた家族が受ける制限は大きい。それでも、その家族の一員を包み込みながら、家族の絆を確かめつつ家族がダメにならないように、力強く変わっていく。これは家族のレベルのリハビリ。

それでは、そのような障害者や障害者を抱えた家族を地域（社会）は地域から切り離

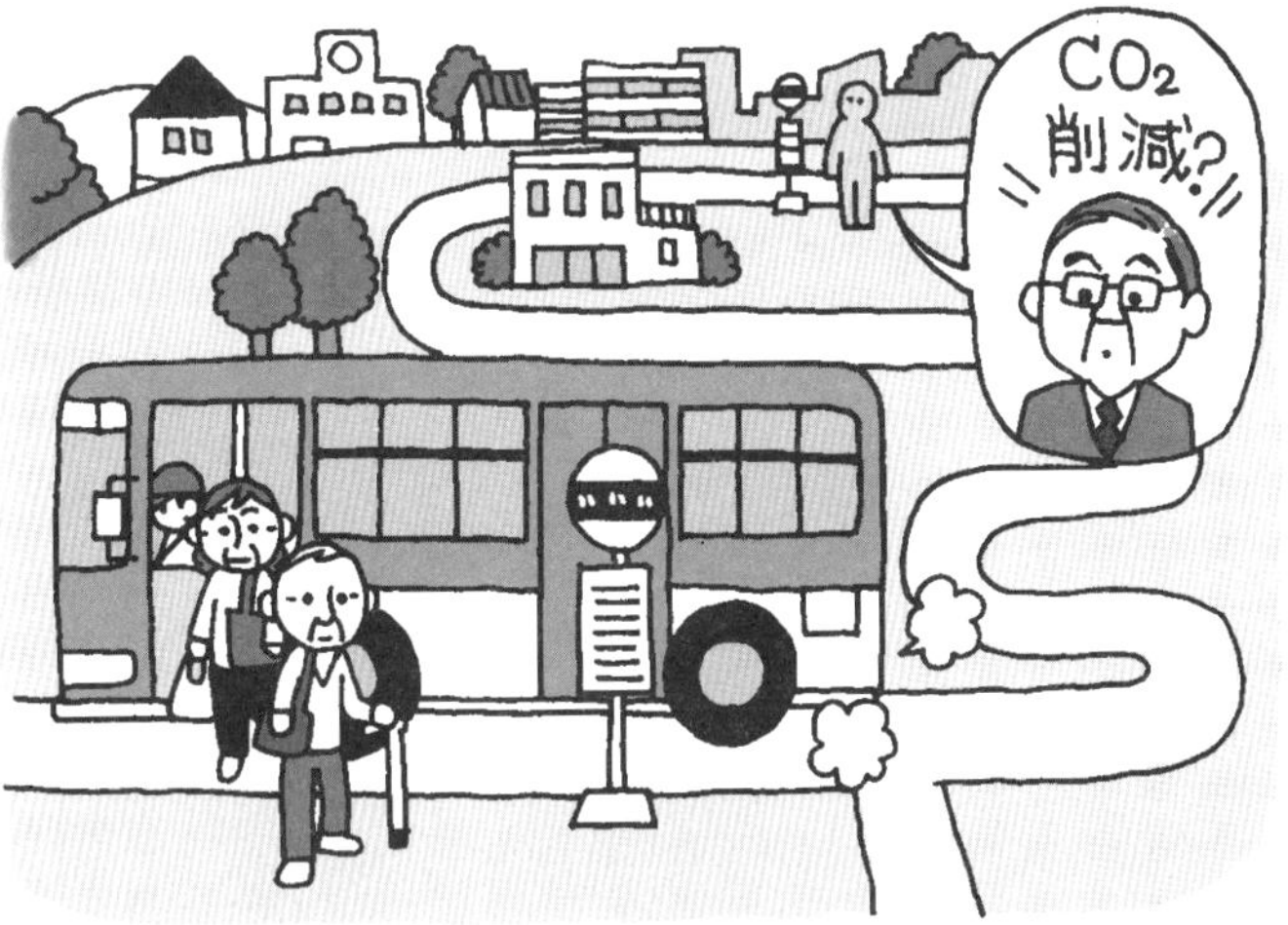


すことができるのか、というとそれはできない。そのような人々を地域の中に包み込んで地域全体がいささかの制限と制約をおいながら疲弊しないよう力強く変わっていく（福祉では地域のエンパワーメントという）、これが地域のリハビリである。もちろん地球からこのような人々を閉め出すなどということはできない。

お分かりのように、この考え方のキーワードは包摂（インクルージョン）である。これは環境問題のモデルとどう似ているかといえば、地域を世界、地球に置き換えて考えればよい。文明の利便性を得た先進国が排出した$CO_2$も、発展途上国が排出した

$CO_2$も、$CO_2$には変わりはない。そのために地球のあらゆる生命、生態系に異変を生じようとしているとき、その解決のため一番に努力しなければならない国は、当たり前で$CO_2$をもっとも多く排出する文明国といわれる国々である。その国の人々が、一定の制限制約をおうのは当然である。

地域リハビリと対比して考えるとき、「強者である健常者が変わる」のが一番難しく、アメリカが変わらないことに似ている。地球温暖化が解消するかはアメリカ次第なのである。健常者社会が変わらないと根本が解決しない地域リハビリと同じと言える。二〇〇八年の主要国サミットは北海道で開催されたが、アメリカが本当に変わったら、日本の地域リハビリも弾みがつくかもしれないのである。

# 八話　ハラジロカツオブシムシ

こんな名称の虫がいるとは知らなかった。害虫でもあり益虫でもあるそうだ。この虫の名前を覚えてもらおうとは思わない。でも、結構不気味な虫なのである。なぜこの虫の存在を知ったかというと、ある雑誌で孤独死を取り上げた記事に出てきたからである。孤独死とハラジロカツオブシムシ。取り合わせが不明である。しばらくは鰹節につく虫かと思っていた。きっと鰹節にもつくのであろう。しかしその実際は知らない。

超高齢社会は団塊世代が高齢者になる時代で、二〇一五年には団塊世代のすべてが六五歳以上になるというから、その数年前から予兆はあるだろう。この世代が一気に高齢者になるのであるから社会に与える影響は半端ではないことは予想がつく。筆者はこれを「団塊の津波」として警戒をしている。

津波は波で突如として起こるから予想がつかない。しかし団塊の津波は人のうねりであり予想もつく。対策も立てられよう。しかし、人類が経験をしたことがないだけに、経験則というものがない。自分たちで考えるより仕方がない。

この波は三波あることはいろいろのところで説明してきた。一波は二〇一五年で年金問題。支給年齢を延ばすか、額を減らすか、税金を充てるかしかない。二波は二〇二五年で、この人たちがいわゆる後期高齢者になってしまう。したがって医療や介護が大問題になる。核家族を作った団塊族の在宅介護は老老介護を基盤に考えなければならない。そして一方が亡くなると独居老人となる。元気に過ごしている人が倒れると、孤独死になる恐れがある。病弱な人は、具合が悪くなると入院してしまうので孤独死にはならない。

ということで孤独死が増える恐れがある。それが二〇三五年の第三波の、多死時代である。多死自体は仕方がないことだと思っているが、問題はいかに早く発見するか、ということだ。なぜなら、死後日数を経ると、季節にもよるが腐敗が早く進んでしまうからだ。死臭をもっとも早く嗅ぎつけるのは蝿だそうだ。そして死体に卵をうみつける。ウジ虫がわくことになる。そのあたりのおぞましい光景は百瀬しのぶさんの『おくりびと』（小学館、二〇〇八年）にも青木新門さんの『納棺夫日記』（文春文庫、一九九六年）にも出てくる。ウジ虫が孵って蝿になり部屋中が真黒であったという描写もある。そんなことがあっていいのか、とこの時点でもういい加減にしてくれ、と思っていたら次がハラジロカツオブシムシの出番なのだ。

どういうところから来るのかよく知らないが、この虫は肉食で少々固い物も食べてしまうそうだ。だから、ウジ虫が食べ残した死体の残りを食べる。ハイエナのような虫である。ハイエナは動物の死体の掃除をする役割だそうだが、この虫もそういうところがある。結果どうなるのかというと、白骨死体になるのである。

人の最後がこの有り様であっていいのか。応仁の乱の都のようになるではないか。ということだから死後早く発見する手段を工夫する必要があるのだ。たとえば、新聞受けがたまったら声をかけてもらうとか、毎日知人や親類に電話連絡をするとか、当人が工夫できる人はよいが、そうでない人もいるので、社会的な対応が必要になる。結論だけ言うと、独居老人に重層的な支援ネットワークをかけること以外にない。毎日、何かのネットがかかっていれば一両日中にひっかかり、悲劇的な状況から逃れられる。

ちなみに、ハラジロカツオブシムシであるが、この虫は洋服を食いちぎるが害虫とは言い切れない。細かい肉片を食べてくれる特性を生かして、動物の骨格標本を造るときに利用することがあるそうだ。神様はここまで考えて、この虫を世の中に送り込んだのか。しかし、原稿を書いていて気持ちが悪くなった。

# 九話　人形の首

高村光太郎は人の首に深い興味を覚え、いろいろの首のブロンズ塑像を残している。一九二三年（大正一二年）二月の「首狩」の詩では「首が欲しい、てこでも動かないすわりのいい首」と書いた。「人の首」では、「私は電車に乗ると異常な興奮を感ずる。人の首がずらりと前に並んで居るからである」で始まり、首についての観察が詳しく述べられている。「人の首の中で一番人間の年齢を示しているのは項部である。所謂《いわゆる》首すじである。顔面では年齢をかくせるが首すじではごまかせない」と言われると、にわかに女性の顔と首すじを見比べてみたくなる。「……水々しい若い女の首すじの美は特に私が説く迄もあるまい。色まちの女が抜衣紋《ぬきえもん》にするのは天然自然の智慧である。恋する女に向って最後の決心をする動機の一つが其の可憐な首筋を見た事にあるという話をよく聞く。自然は恋人と語る若い女性を多くうつ向かせる。其を見つめている男の眼は女の一番いじらしい首筋に注がれる」と若い女性の首筋を絶賛している。

整形外科教室にいたころの先輩で池澤康郎先生が「身体のエステティク」（ポーラ文化研究所、一九八二年）という本を上梓され、頂戴した。それは人間の体の主だった部位を美学的な立場から検証した本である。先生の見識と碩学《せきがく》ぶりに驚くのであるが、その本の「頸」についての記載の中で、「衿を抜いて項《うなじ》を長く見せるのは江戸時代になってからだった。白く長い衿足が磨きを競うことになるが、……」という記載があり、江戸時代にはすでに抜衣紋の首筋が魅力的であると認識されていたようだ。そういえば花魁の首は異常に長い。

狭いマンションのわが家には、そぐわないような大きさの博多人形があった。和室のもっともよいところと思われる場所の小さい整理箪笥の上にガラスケースの中で鎮座していた。四〇年も前に結婚祝いに頂いたものだ。立ち上がろうとしているのか、座ろうとしているのか。うす青色の着物に黄色の帯を締めていた。端正な顔立ちの美人で、薄茶色の髪をひっつめにし先を丸く結ってあった。ややうつむいている首筋は抜衣紋にしているため、首はいっそう白く長く見えた。人形の首筋はいつまでも若くきれいだっ

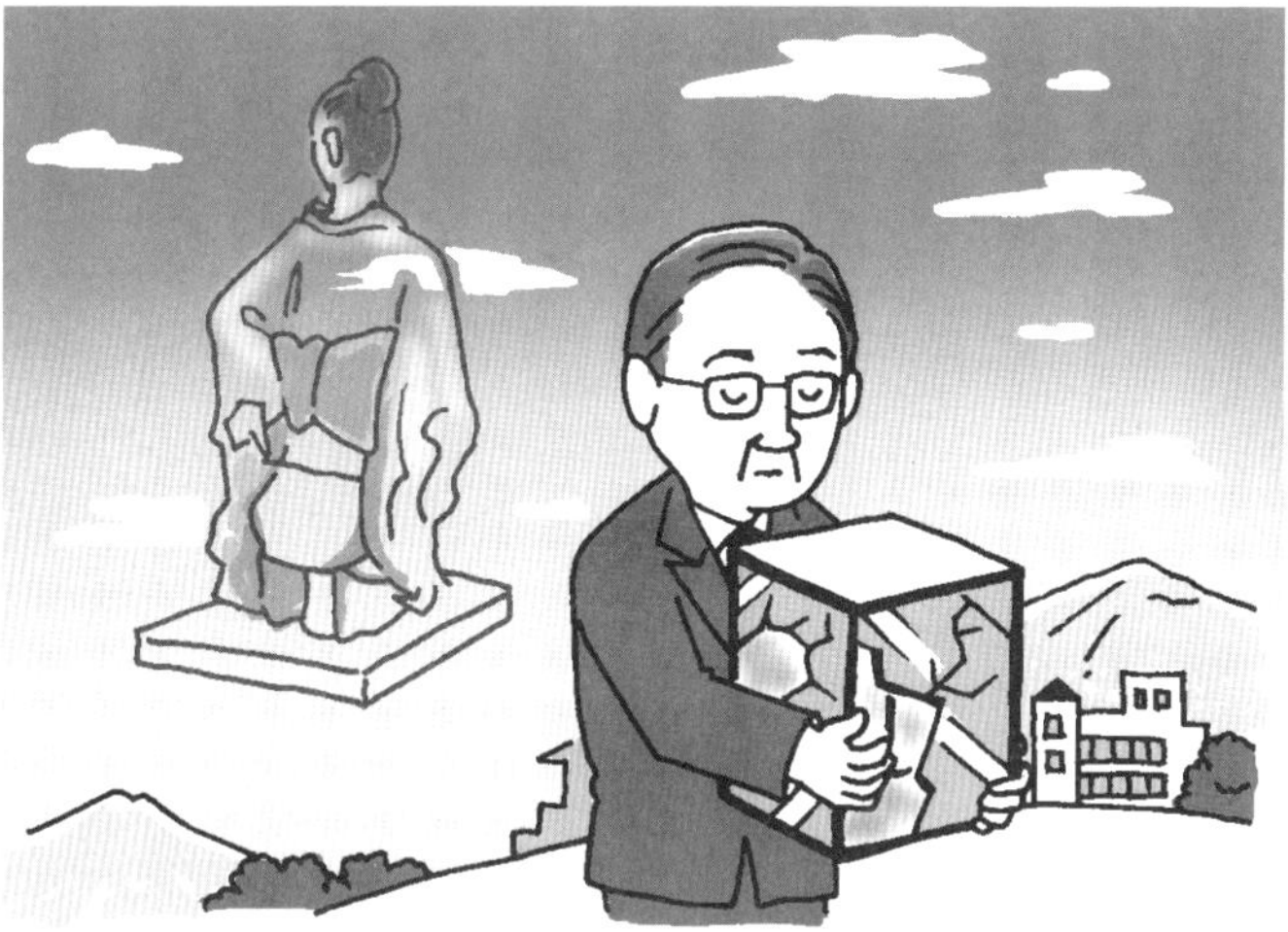

た。
二〇一一年三月一一日の東日本大震災はいろいろのものを破壊した。津波は家を壊し、人を殺し、原発の炉まで危うい状態にした。勤め先にいて書棚から本が飛び散り懸けてあった額が飛んでガラスが割れた。施設の利用者を避難させ、やや落ち着いてわが家のことを考えた。妻は恐怖で外に飛び出し、裏のＪＲのプレハブの建屋にマンションの人たちと震えていた。妻を連れておそるおそる家に入ってその惨状に驚いた。一番に気になったのは博多人形であった。ガラスも額も砕け本の下敷きになっていた。胴体はすぐに発見できたが、それに

は首がなかった。かなり離れたところで本の下から頭部を発見した。首が先に折れたのか、落ちて飛んだのかはわからない。飛んだ頭部の首は、ギザギザに崩れていた。首をはねられた人形は即死だったろう。

人の首は美しい。首筋は最も美しい。高村光太郎は首には先天の美と閲歴がつくる後天の美があると言った。人形の首は、眺める者がいかに年をとろうとも先天の美を持ち続ける。彼女も、地震がなければ永遠の美しさを保ち続けることができたはずだ。いつ生まれたのか、彼女の生年も育ちもわからないまま、このように無残な死に方をした。

地震ではもっともっと無残な死に方をした人もいるだろう。いまだ死体さえ発見してもらえぬ人もいる。今は、多くのそのような人たちの無念を彼女は背負って死んでくれたと思い、彼女が鎮座していた箪笥の上の虚しい空間を眺めては無慈悲な地震を恨んでいる。

## 一〇話　津波の余波

『団塊の介護』と題する本を二〇一一年四月初めに講談社から上梓する予定だったが、それが三月一一日に起こった東日本大震災の影響で何カ月か遅れた。一つは電気事情の関係で印刷できないというもの、もう一つはもろに津波に関係するものだ。

団塊世代の増え方は人類がいまだ経験したことのない高齢社会を生みだす。その現れようは、じわじわではなくあたかも津波のような増え方である。従来筆者はそれを「団塊の津波」と表現してきた。この言葉が、大震災の大津波の余波を受けた。

地方紙の茨城新聞に二〇〇七年四月から「リハビリ忍法帖」というコラムを週に一度連載しているが、このコラムの中で「団塊の津波」という言葉を二度使った。一度目は二〇一〇年の四月二五日、二度目は二〇一一年三月六日。二度目は、まさに大地震と津波が起こった五日前で、「団塊の津波には三波ある」と題して書いたばかりであった。

もちろん占い師ではあるまいし、実際の大津波が三波も四波も襲来するとは思ってもいなかった。青海社で二〇一〇年一一月に出版した「介護期リハビリテーションのすすめ」でも団塊の津波は三波あるとして挿絵まで入れてもらったし、本書の原稿をもともと雑誌連載していたときも、「団塊の津波」、「団塊の津波を崩す」という題で書いた。このような経緯があったので、一般の人の啓発の書である「団塊の介護」の中でも団塊の津波という言葉を使ったのだが、時期が時期だけに被災者の心情を考えてどうだろうか、ということになったのである。

地震の津波は猶予の期間が短いので対応が間に合わないこともあるが、団塊の津波は高齢者が増えて起こることなので、年単位で予想が立ち対策も立つ。そのキーワードが介護予防であるというのが筆者の持論である。超高齢社会が半端でない問題であることを認識してほしい、ということからで他意はない。団塊の高齢者が津波のごとく増えるのであるから、よほど気合いを入れて、自助・互助・公助を進めなければならないという趣旨である。茨城県のシルバーリハビリ体操指導士の養成事業で、住民に呼び掛けるコピーは、常に「個々人の力は小さいが、連帯の力は無限である」、である。今回の地震で、現地で行われている活動や日本人の心は同じようなことではないかと思っている。「団塊の介護」の対策を訴えたその本では、まさにこのことを伝えたかった。

陸前高田市は世界に誇る津波防災の整った場所だったという。その堤防の高さは一〇メートルに及び、テレビの映像で見るとその巨大さに圧倒される。その堤防を今回の津波は何メートルも上回っていたというから恐ろしい。いつも言われることであるが、自然の前では人智はなんと無力か思い知らされた。福島の原発の事故でも想定外とのことだったそうだが、人の想定には経済や諸々の利権が絡み、限度があることがよく分かった。

茨城新聞のコラム「リハビリ忍法帖」では、挿絵が良くできている。それは巨大な団塊の津波が堤防を乗り越える様を描いてくれた。このたとえでは、堤防とはもちろん制度・サービスのことである。堤防を高くするとは制度を整えサービスの量を増やすことである。団塊の津波を真正面から受け止めるにはそれしかない。しかしそれは人智だ。限界がある、というのが筆者の認識である。本質的な対策は広い意味での介護予防しかなく、しかも行政や専門家だけに頼っていたのでは足りない。住民が自ら自助・互助の精神で頑張らなければならない。茨城県独自の試みであるヘルパー三級（二〇一〇年度から地域介護ヘルパー）取得県民運動やシルバーリハビリ体操指導士養成事業も緊急時には役に立つ。

報道で、大震災の津波の悲劇的な現場を見ると心が痛むばかりであるが、その中で、多くの犠牲者を荼毘にふすことができず、とりあえず土葬にするという場面には涙が出た。死んだ人も無念だろうし、送る家族も複雑な思いだろう。身元が分からないままに埋葬された人もいる。なにはともあれ、物資が整わない中でお棺に安置されて埋葬されたのがせめてもの慰めであった。

## 一一話　日本のリハビリテーション

東日本大震災は戦後最大の災害といわれる。テレビで大津波に襲われた町の報道映像をみると、原爆により破壊された広島、長崎をはじめとし空襲で焼けただれた日本中の都市を見る思いである。

小学三年生の七月、筆者は香川県高松市でB29の爆撃を受け、容赦なく降ってくる焼夷弾の中、火の海になった町中を逃げまどった。その時の道の光景は今でも思い出す。小さな町でも何千という人が亡くなった。父親は応召されており、家にいなかった。夜が明けて、母親と祖父母、子どもたち三人で、何キロもの道をはだしで歩き、親戚の家に避難した。避難所というものはなかった。

突如六人がなだれ込んで、親戚の家でも何日も生活できるはずがない。食べ物も何もない家族が転げこんできたのでは迎えるほうも大変だったろうし、うるさい子どもたちに気兼ねする祖父母、母親はいたたまれなかっただろう。一月も経たない間に、祖母の知り合いの他家へ引っ越した。八畳の間に六人で住んだ。そこも長居できず、近くの鶏舎を借りてゴザを敷いて暮らした。隣は鶏が飼われていたが家族としてのプライバシーが得られた。食べ物は少ないうえに衛生状態は悪く、家族全員が伝染性の下痢にかかった。冬場に外のトイレに行くのは苦痛だった。

終戦後、祖父に連れられて焼けてしまった家の跡に行ったが、周辺の焼け野原になった姿にがく然とした。ここに人が住めるようになるのかと子ども心に思った。阪神・淡路大震災の時も、焼けただれた町の姿に、この戦災の高松を思い重ねた。

東日本の被災した人々も、家を失い、職を失い、多くの友人や家族を失った。そして、避難所を転々と移動している。自分の子どものころを思い、その苦労はわがことのように理解できる。訪れる故郷の家並は消え、復興できるかどうか疑心が募るのも無理はない。立ち直れない心の傷をおった人も多かろう。高齢者の涙には励ます言葉を失う。しかし、戦後日本は復興した。東日本が復興しないわけがない。故郷を離れる子どももあろう。筆者もそうだった。小学校は五回転校したため個々の小学校の思い出はなく、幼友達は焼夷弾とともにどこにいったかもしれない。だが、生きていれば友人はできる。今は全国に知り合いがいる。故郷は「日本中」になった。

終戦時は日本全体が焦土であった。比べれば、影響はあるとはいえ東日本以外は大きな被害はない。健康な部分も多い。日本を人にたとえれば、今は片麻痺や脊髄損傷、切断などの大きな障害をおったごとくである。だが動く部分はある。残った機能は多い。復興は「日本のリハビリテーション」である。日本全体の問題である。「日本のリハビリテーション」が問われていると言える。

健康で残った場所は、失った部分をカバーする力を付けなければならない。より働かなければならない。後片付けや遺体の収容、原発事故の抑え込みなど impairment の対応はもちろん急がれる。しかし、急性期リハビリ、回復期リハビリ、そして生活が維持安定できるまでの継続したリハビリが必要である。それは、前の状態に戻るのではなく、障害を包摂しなお新しく強い町々になっていくことである。それは日本全体が変わることであって、個々の町々だけが変わる問題ではない。

日本は、日本人は、障害をおってどう変わるか。原発事故や経済の連鎖を見ても同じである。日本だけの問題ではなく世界の問題である。世界がどう変わるかを考える問題でもある。世界の人々は、日本人の混乱の中の秩序ある行動や、自助、互助の精神の存在を見ただろう。家族や友人だけでなく日本人の民族としての強靭な絆を知っただろう。このような日本人の行動を見て学ぶことは多いはずだ。日本は必ずリハビリテートする！

# 第二章

# 「法」

## ここがへんだよ介護保険

## 一話　エビデンス病

介護もリハビリテーション医療もご難続きだ。なんといってもスタッフが少ないのだから強い主張ができない。数は力である。さらに何をするにもエビデンスを問われるご時世なのである。日本中エビデンス病に罹っていると言ってもよい。その流行《はやり》病で死ぬと「エビデン死」か、と水戸の「妖怪ご老人」は怒っているのである。だいたい高齢者が右肩上がりに能力の維持向上などできるはずがないではないか。

水前寺清子さんと三度ばかり講演やテレビでご一緒したことがあった。彼女の持ち歌はなんといっても「三百六十五歩のマーチ」。彼女はこのテンポのよい曲で景気よく舞台に現れる。「一日一歩！　三日で三歩！　三歩進んで二歩下がる」という歌詞は有名だ。

それに比べるとこちらは景気が悪い。前向きの気持ちはあっても、なにせえびのように背中が曲がり、尻が引けて落ちそうな人が相手の仕事だ。一歩だって出にくいのだ。それをなんとか踏ん張らせ、持ちこたえさせようと「しがみついてでも立て！」と発破をかけているのだから。

高齢者の体力向上は、別に悪いことではない。努力したい人は努力すればよい。筆者だって五〇歳寸前で皆生トライアスロンに出場したぐらいだ。その後も茨城に来るまでは毎年河口湖マラソンと青梅マラソンに出場するのを年次計画としていた。時間があれば練習して、六〇歳になっても一キロメートルを四分三〇秒から五分で走れたものだ。

それを止めてしまったら、自慢にもならないが今は一〇〇メートルのジョギングも難しい。運動すれば力がつくのは分かる。だが止めたらすぐ力は落ちる。高齢者はその落ちる勢いが強い。ところが、シルバーリハビリ体操指導士の養成で、昨年五月から、いきいきヘルス体操といっぱつ体操を指導していたら、筋力がついて上肢、下肢、腹筋などの筋力はアップした。胴回りは細くなるし、からだの動きも楽になった。

しかし、体操を止めたらすぐ筋力は低下するだろう。宇宙を廻ってきた野口聡さんだって、シャトルから降りる数段の階段が危ないのだ。毛利衛さんがそう解説していた。

向井千秋さんも他のクルーと並んで格好よく闊歩していたが、聞けばシャトルから地上に降りたときは体重を五倍くらいに感じるそうだ。急に小錦をおんぶした感覚になる。それほど筋力が落ちる。帰還してから一週間ぐらいは体中が痛かったとか。七〇歳代で二度も宇宙に行ったジョン・グレンさんなどは、歩いているときによろけたのだ。

廃用で低下している高齢者の体力向上のエビデンスは、短期間なら効果ありと出るかもしれない。でも止めたらすぐ元に戻る。高齢者のリハビリや運動の効果を短期間で云々してはいけない。油断するとすぐ落ちる。日々低下しているのだからアップしたあとも続けていかないといけない。それでも機能は低下する。それが加齢というものだ。さらに最期まで見届ける気構えがいる。そうでないと、このご時世、能力の維持向上が期待できない人は捨てられる恐れがあるからだ。

もちろん最期は動かなくなるから、そうなったときの姿での判定が重要である。そこを押さえて、その前段をどうするかを考えないから、なんでも垂れ流しの中途半端なサービスになる。洪水対策も河口からが常識。上流の流れだけ見ていると下流は氾濫する。高齢者の場合、本当のエビデンスはその人が亡くならないと分からない。医療が病理解剖で進歩したように、その評価の蓄積が今必要なのだ。人の最期の姿を評価する考えがないから「エビデン死」などと言いたくなるのである。

話は飛ぶが、厚労省の「一日一万歩！」に驚かされて、まじめな高齢者が「そんなには歩けない」とがっかりして、「九〇歳近い私はいったいどのくらい歩けばよいのでしょうか」と質問してきた。「一年で三六五歩歩ければいい」と言ってあげた。

## 二話　どこでやめるのか「水際作戦」

上田敏先生が委員長を勤めた「高齢者のリハビリテーションの在り方」研究会の報告書は多くの人が目を通されたと思う。もう済んだことだからよいのだけれども、この研究会に、筆者は二度意見書を提出した。受け取ったとも、無視したとも何の返事もなかったが、「脳卒中者の在宅リハビリをすべて介護保険の枠組みで捉え、壮年脳卒中者、いわゆる第二号被保険者をすべて一つの高齢者群の中に封じ込めてしまうのはよろしくない」という趣旨のものであり、「この年齢層は再度社会性の高い生活を取り戻してもらわなければならず、それにはピアサポートが有用な手法で、現在の老人保健法（二〇〇八年三月三一日廃止、翌四月一日高齢者の医療の確保に関する法律施行）の機能訓練事業を当面併用すべきである」という提言をしたものであった。

それはさておき、この報告書の中で、高齢者がたとえば風邪、腰痛、骨折などで寝込むなどして、身体上の機能低下を起こしたら、直ちにリハビリテーションサービスを提供して、できるだけ元に戻そうという概念図が示された。そのようなエピソードごとに繰り出すリハビリ・サービスのことを水際作戦というらしい。しかし、それでも高齢者は次第に機能が低下していくという図である。

この認識自体はそれでよいのだが、この概念図に二つの誤りがある、と筆者は思っている。もし鋭い学生に質問を受けたら、この図では学生に説明できないので、教える気にならなかった（当時、教鞭をとっていた）。

二つの誤りのうちの一つは、高齢者は急に機能が低下し、水際作戦でまた急に回復するように描かれていることである。パソコンで、フリーハンドで描いたからうまく描けなかったのだろうが、それなら上手な人に描かせればよい。これは、高齢者を診ている人なら誰でも知っていることだが、高齢者の機能は急激に落ちるが回復には時間がかかる。したがって、急激に低下した機能はだらだらとした回復曲線を描かなければならない。このままでは、高齢者への「水際作戦」に魔法の手があるように思われてならないのである。机上の論を張る学者か素人でなければこんな図は描けないと思った。

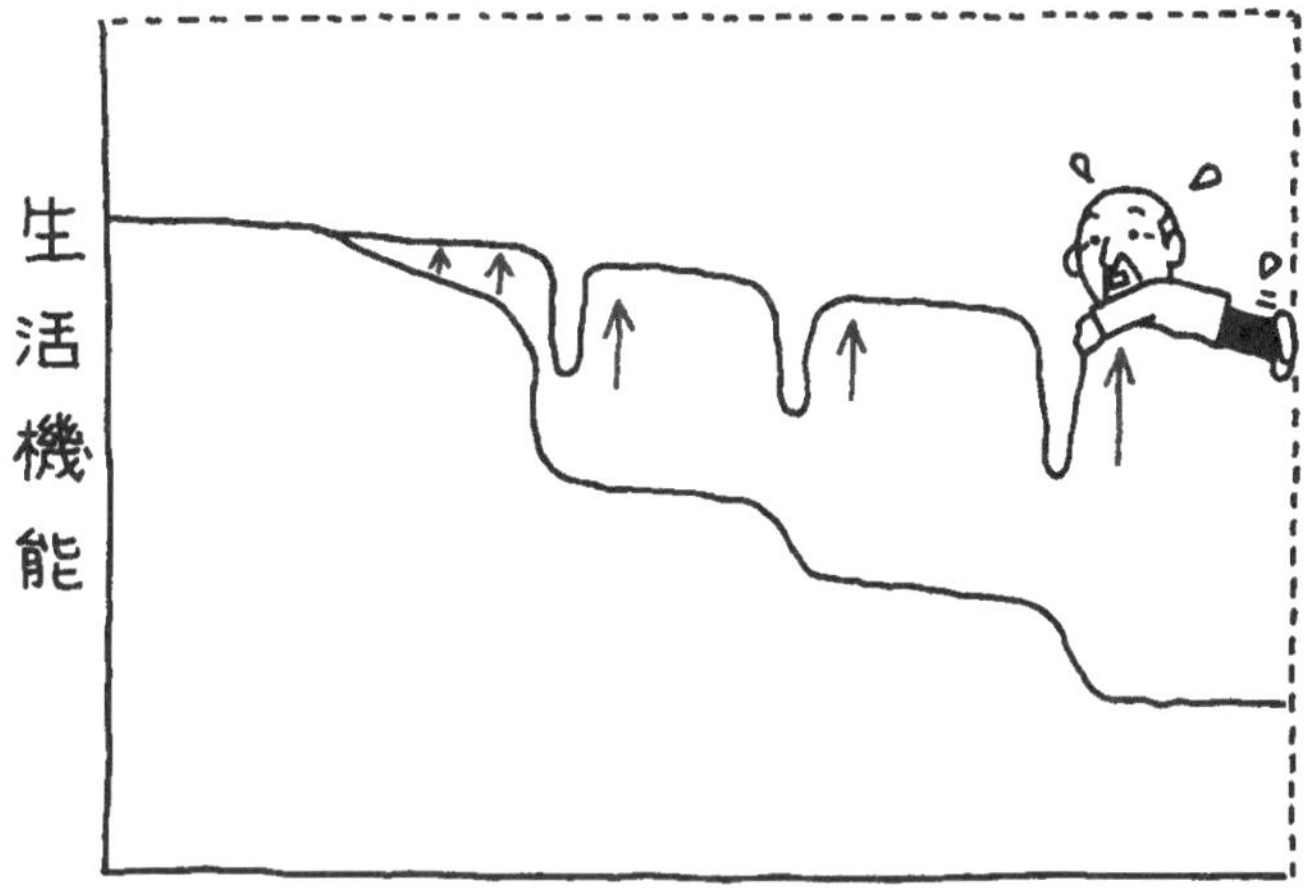


もう一つの誤りは、実はこれが根本的な誤りで、リハビリテーション（全人権的回復）を語る人がこんな絵を描くはずがない。これは「棄老」につながる悪意に満ちた意図的な図としかいいようがない。したがって、財務省に首根っこを押さえられているお役人か、その意図を察して親切な御用学者が描いたと思われる稚拙な図である。

何が問題かといえば、この図の線が途中で切れていることである。しかもそれから先の説明がないことである。この図で判断すると、介護を要するようになったら、ある時点、それがいつなのかの説明もないが、水際作戦、すなわちリハビリ・サービスの介入がなくなる、と読みとれる。

こんなことだから、関節が拘縮してお棺に入らないような非人間的な状態の人が生ずるのを看過することになり、福祉、ことに介護とリハビリの連携が取れなくなるのである。どのような状態であっても最期までリハビリの精神をもったかかわりを大切に思わせる概念図を描いてほしい。それを描いてくれないから「エビデン死」などとからかいたくなるのである。

ちなみに、問題になった「リハビリの期限切り」であるが、この委員会で「いつまでも効果のないリハビリを続けるのは意味がない」と発言があったことが根拠になったように巷間伝わったが、議事録にはこのような発言の記載はない。国会で社民党の阿部知子議員の質問により、それがねつ造であることが明らかになった。委員会のえらい先生がこんな発言をするわけはない、と思っていたので安心した。

## 三話　集団訓練が消えた！

介護保険の導入で、老人保健法で行われていた機能訓練事業が消え、二〇〇六年の診療報酬改定で集団訓練がなくなった。在宅に放り出された人たちは、ますますちりぢりになり、孤独に耐える冬の生活が続くことになった。おそらく社会の片隅でひっそり無為な生活をしているのであろう。中にはすでに世捨て人のようになった人も見かける。もちろん自主グループで元気な患者が活動しているところもあるが、それらはすべて機能訓練事業が盛んだったころの参加者の「残党」ががんばっているところだ。

筆者は脳卒中者の在宅療養の一貫として、特に社会性を取り戻してもらうためには、集団すなわち仲間（ピア）の中で一時期過ごすべきであると考えている。これは、一九六七年から在宅で療養する脳卒中の人たちと長年お付き合いをして到達した信念である。茨城県立医療大学の付属病院では、集団訓練が唯一通院の患者さんとふれあいをもてた時間であった。退職後も同様に月に一度職員研修の一環として開催している。二〇名足らずの人だが欠席者はほとんどいない。欠席すると誰かがその理由を教えてくれる。二〇〇六年四月から診療報酬では認められなくなったが、必要なものは必要なのである。大学の教官や病院外の理学療法士、作業療法士、介護の人たちが勉強に見えるからだ。改定後はもちろん病院の持ち出しサービスである。

脳卒中のような重度の障害をおった人は、急性期や回復期でいくら専門的なリハビリを行っても、一部のごくごく軽い人を除き、片麻痺その他重度の障害が解決されないまま自宅に帰る。その生活能力は、ＡＤＬがそこそこ自立し、装具をつけ、家の周囲を散歩するレベルである。病院の目的はその辺《あたり》であろうが、本人には健常であったときに比べると比較にならないいくらい低レベルの機能である。その状態で訪問リハビリ、ないしは限られた機関の通所（通院）リハビリが行われるだけだ。これらの仕組みを知ったうえで、この人たちに元気を取り戻してもらうにはどうしたらよいかが知恵の出しどころになる。それには訪問リハビリと通所リハビリの機能と目的を吟味する必要がある。

結論を言えば、訪問リハビリは通所リハビリにつなげることを目標に行う。通所リハビリは二つの連動したプログラムを持つ。一つは、個別ケアである。もう一つは、集団ケアである。この二者を経験してもらい、次第に比重は集団ケアに移す。ここでのプログラムはピアダイナミズムを生むように運営される。からだを通して心にふれる、というかなり高度な狙いを持つので手馴れた指導者が必要だ。ここで当事者は社会性を学ぶ。孤独感からの解放に留まらず、先輩の当事者と接し、可能性や生活の組み立て方、大勢の中でなすべき役割を見出したりする。仲間から多くのことを学び少しずつ自分を取り戻すのである。

機能訓練事業は個別の部分が少なかったかもしれない。保健事業なのでしかたがなかったという側面もあった。だからといって、リハビリ医療に集団がいらないというのも随分と乱暴な話である。ＡＤＬが重視されるのはよいことだが、発病から日の浅い当事者が立ち直ってくるには医療者が遠巻きに見守る中で、当事者が集まることのできる場が欠かせないのである。「失語症者の一番の治療者は失語症者である」といわれる所以《ゆえん》である。当事者に代わって、診療報酬の見直しを強く要望したい。

さすがに失語症者についての集団訓練は認められることになった。しかし、それは

「失語症の治療」という範疇を出ないようで、隔靴掻痒の改定だった。そこで、ついにしびれを切らして、集団訓練に関する本を立て続けに二冊、三輪書店から上梓した。きっと売れないと思うが、社長も英断をしたものだと感心している。心ある人は買ってください。

# 四話　「尊厳ある介護」と「介護予防の二つの線」

まさか高知市のご老人から褒められようとは思いもしなかったが、介護に実際にあたってきた人の心が伝わってきて涙が出るほどうれしかった。思わず握手をさせていただいた。その男性の手はささくれ立ってごつごつしていたが、えらくぬくもりを感じた。やさしさの遺伝子がオンし続けているような手に感じた。

「高齢者の尊厳を支えるケアの確立に向けて」とは、二〇〇三年六月二六日に堀田力さんが委員長をする高齢者介護研究会が提出した報告書、「2015年の高齢者介護」の副題である。尊厳とはきわめて抽象的だが、介護の中に「尊厳」という言葉がはっきり入ったことは、よって立つ基点を示したという点で大きな意味がある。二〇〇五年六月二二日に成立し改正された介護保険法の趣旨にも尊厳の保持が謳われている。

「尊厳」を辞書でひくと「とおとくおごそかなさま」とある。「尊厳ある排泄ケア」など考えだすと手術を受けたとき、導尿されている様を思い出し辛くなる。「おむつを尊く厳かに当てる」などもいかような当て方だろうか。いささか介護の現場には抽象的過ぎるかもしれない。したがって、これを介護の現場に具体的でしかも誰にも納得されるように引き込むには一ひねりも二ひねりもいる。そこで筆者は、「尿意のはっきりした人は、トイレに行きたいときにトイレに連れて行くケア」を、そしてその実現のための「介護予防の二つの線」を介護の現場に提案してきた。実行が可能か否かは別として、これなら同意は得られると思ったからだ。しかし、おそらく現場からは少ない人数ではムリという返事が返ってくると予想される。実はそれを待っているのである。「尊厳を支えるケアをするには人手がいる」ということを現場から発言してほしいのだ。

意識がはっきりしない人の介護では、かかわる人がどれだけ尊厳という意味を深く抱いているかにかかっている。「仏師は木片の中に仏を見る」という箴言がある。もちろん、木の中に仏があるのではなく仏師の心に仏があるという意味である。介護されている人を木にたとえて悪いが、介護されている人の中に尊厳があるのではなく、介護する者の心に尊厳があるか否かの問題なのである。

その高知市のご老人は、「尊厳のあるケアをするには、二つの線が大切である」という筆者の講演を聴いていてくれたのだった。一つの線は「守るも攻めるもこの一線」で、人間らしくあるには座ることが重要であることを述べたもの。寝ていては排泄が便器かおむつもしくは管となるが、座ればトイレでの排泄の可能性が出てくる。もう一つの線は「越えねばならぬこの一線」で、車椅子であっても進んで外出し人と触れ合うことの重要性を述べたものである。講演では、この二つの線を守りまた越えるには「背もたれなしで座る」「しがみついてでも立つ」という基本姿勢をとることが重要であると説明し、そのための体操を指導したのであった。そうすれば車椅子対応のトイレさえあれば外出が可能だからだ。

「妻を送ったが、先生が言うように、亡くなる際まで座ってする生活を心がけ、そのように介護してきた。外に出かけられなくても訪問客と目線が合うコミュニケーションができた。本当の寝たきりの期間は短く、寝棺にきれいに収まり、死に化粧が整った」とご老人はおっしゃった。一度も奥さんにはお会いしたことはなかったが、きれいなご遺体であっただろうとひとり思いを巡らした。「やさしい人の傍で、眠るように死に、きれいな遺体でありたい」というのは万人の願いに違いない。

尊厳が分からなくなったら、対極にある虐待の反対を考えると分かりやすい。そうすれば介護予防の二つの線も分かってもらえると思う。

## 五話　「……能力の維持向上に努めるものとする」

九一歳の夏、脳卒中で倒れ、自宅療養を続けていた母親も九八歳を過ぎて力尽きた。要介護5になってからはだんだん小さくなっていくのが哀れだった。最期の数カ月は夜間トイレに行くのも不可能であった。在宅介護の厳しさを感じながら、加齢とはこういうものかと「医師の目」で観察させてもらった。このような状態で生き永らえ、まだ何か私どもに伝えることがあるのか、と思ったこともあった。

介護保険法の第一章第四条に、「介護予防」にかかわる概念が述べられている。改定介護保険法では「介護予防」も法律用語で使われて、やっと市民権?を得たと思われるが変な言葉であることには違いない。これがいつから出てきたかは拙著『介護予防』（荘道社、二〇〇〇）に書いておいた。

それはさておき、件《くだん》の法律の第一章第四条には、「国民は、自ら要介護状態になることを予防するため、加齢に伴って生ずる心身の変化を自覚して常に健康の保持増進に努めるとともに、要介護状態となった場合においても、進んでリハビリテーションその他の適切な保健医療サービス及び福祉サービスを利用することにより、その有する能力の維持向上に努めるものとする」と「国民の努力及び義務」が述べられている。ここから介護予防の概念を読みとることになる。

ところが、この第一章第四条をよく読むと引っかかることがいくつかある。けちをつけるわけではないが、法律とはいえ、だいたい文章が長すぎる。一気に読めないし、最後までたどりつくと前のことを忘れてしまう。学生がこんな長い文章を書いてきたらそれだけで二五点減点だ。それはともかく、前段と全体で文脈が微妙に違うのである。

前段は、「……健康の保持増進に努めるとともに、要介護状態になった場合においても……」と努力をしても駄目な場合もある、その時はかくがくしかじかとフォローが効いている。受け皿があるのだ。

ところが全体の文章は、「……能力の維持向上に努めるものとする」でぶったぎりになって終わっている。前段と文脈を整えるなら「なお、能力の維持向上が期待できない場合には……」と受け皿がなければならないのではないか。文脈の乱れで二五点減点。さらに重大な欠点は、加齢のため能力が低下する高齢者へのまなざしを欠いたものだということだ。これも二五点の減点対象。

細かいことだが「……サービスを利用することにより……」とあるが身近にサービスがない。現状認識不足で、これも二五点減点となる。合わせると〇点になる。こんな厳しいことは言わないとして、それぞれ一〇点ずつの減点だとすると六〇点。ぎりぎり及第ということだろうか。国は、「新しい試みだからぐちゃぐちゃ言わず協力しろ」という姿勢だが、例の「水際作戦」（第二章二話）の図の最後が切れてしまっていることなども、これらの思想と関連する由々しきことなのである。

そこで、高齢者のリハビリの三原則を作った。①短期間で効果を判断してやめないこと（やめるとすぐに能力が低下するから）、②効果が現れなくてもあきらめないで続けること（もともと能力は低下しているのだから）、③最後まで見捨てないこと（悲惨な姿になる恐れがあるから）。

このように考えると母親の最期の姿を見て少々気が休まるのである。死んでいくその様で母親はこのようなことを教えているように思った。そして「次はお前だ」とも。

## 六話　「尊厳」を逆さから考える

「2015年の高齢者介護─尊厳を支えるケアの確立に向けて」と題した、堀田力さんが委員長を務めた高齢者介護研究会が出した報告書を四話で紹介したが、今の高齢者の福祉はこの報告書に基づいて進められている。この報告書では、介護予防とリハビリがセットになると尊厳あるケアに結びつくという論旨が展開されている。このような経緯があって、二〇〇六年の介護保険法改定の目的規定の中に、尊厳という言葉を入れるよう堀田氏が強く主張されたという。介護の世界に「尊厳」という言葉の楔が入ったのはとてもよいことだと思う。

ところが、この尊厳という言葉はきわめて抽象的で、何をもって尊厳とするか客観的な評価指標がはっきりしない。言葉だけが踊って現実がついていかない。介護の現場が疲弊していることを考えると、尊厳という言葉でことさら現場を苦しめることにもなりかねない。

筆者は、ことが分かりにくいときは逆さから考えてみるようにしている。いじめでも、いじめている人は自分の行動がいじめなのかどうかよく分からないが、いじめられている人間はいじめの具体的内容がよく分かるのと似ている。ということで、尊厳の反対は何か、と考えてみる。「尊厳あるケアの反対の処遇は……」となる。その行き着く先は間違いなく「虐待」である。

高齢者虐待はアメリカではかなり早くから議論されていた。日本では二〇〇六年四月から高齢者虐待防止法が施行され、虐待とはどういうことかが具体的な言葉で表された。簡単におさらいすると、①身体的虐待、②介護・世話の放棄・放任（ネグレクト）、③心理的虐待、④性的虐待、⑤経済的虐待、の五類型である。これらの中に含まれている事例の反対を考えれば、尊厳が身近なものとして浮かび上がってくる。

身体的虐待は、暴力は論外として、拘束も含まれているし、無理やり食事を口に入れる、なども例としてあげられている。とすると、ベッドに縛りつけることや、車椅子に長時間座らせたままで放置するのもどうかと思われるし、介護側の都合で、利用者の食

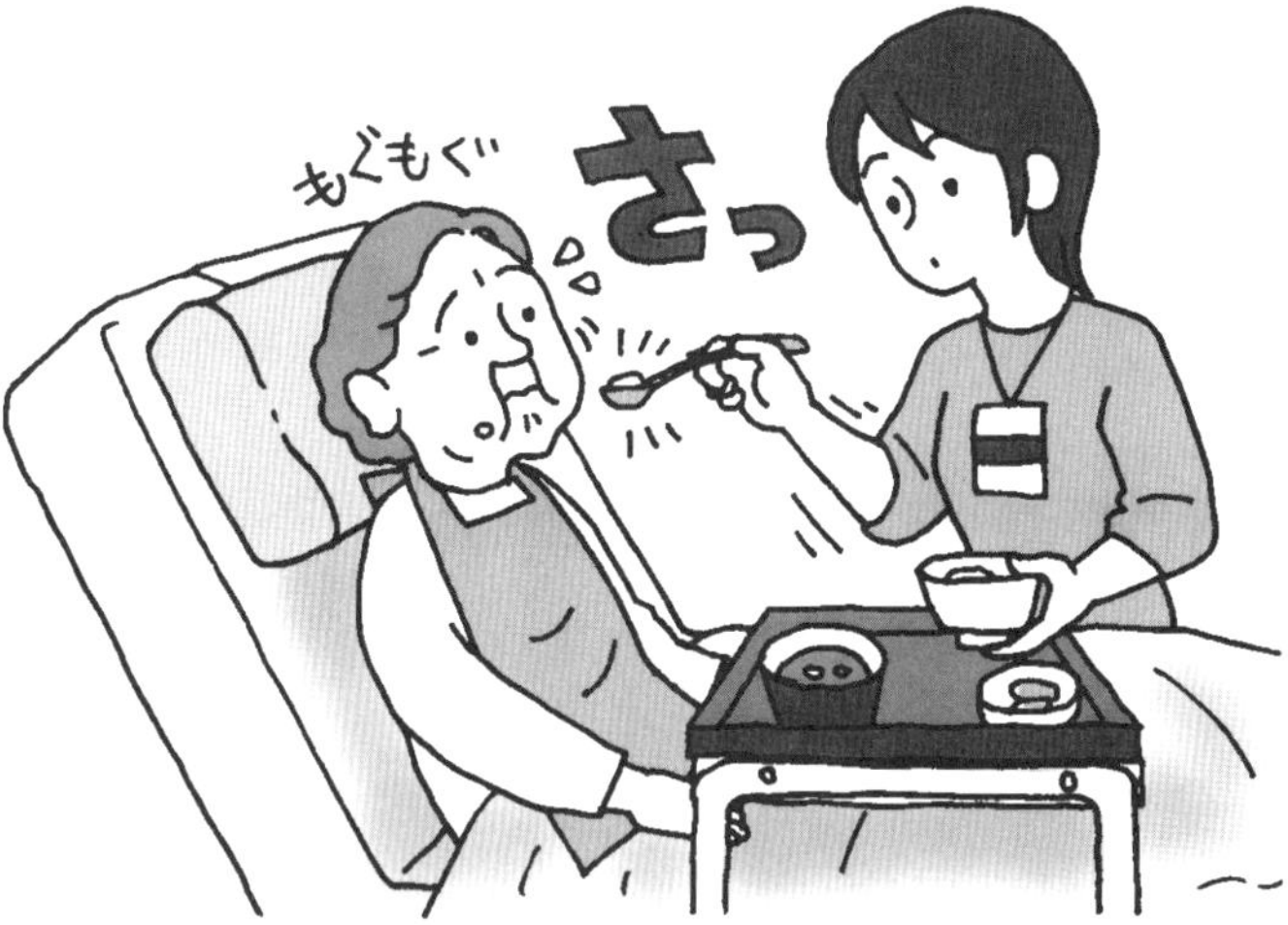


欲や料理の好みなど関係なしに決まった時間に食事をとってもらうのも、ある意味では無理やり口に入れることに近いことかもしれない。尊厳をいうなら、その人が食べたいときに、食べたいものを、食べやすいペースで召し上がっていただく、ということだろう。

心理的虐待では、子ども扱いした言葉をかけることも対象事例にあげられているので、当然とはいえ言葉遣いは気をつけなければならない。逆に、丁寧語として「患者さま」と言うが、「さま」という表現も雰囲気や相手によるわけで、違和感を覚えることがある。バカ丁寧になると、これは場合によると心理的虐待になりかねない。前後の脈絡がないとか乱暴な言葉遣いがあってその中に「さま」が入っても同じである。

性的虐待には下半身裸体で放置する、というのがあるが、施設などで裸で並んで入浴の順番待ちをしている光景が時に見られるが、これはまずい。人前での排泄の始末。これもよくない。人前とは、大部屋のポータブルトイレも入る。回復期リハビリ病棟の看護師は「排泄はトイレで」を合い言葉にしている。たしかに、大部屋で大きいほうの始末をしてもらうのは結構自尊心が傷つく。

筆者の母親は頻尿で、夜間一〇回以上介助でトイレに通った。本人の希望を満たすには介護者側が頑張るしかない。介護をする姉とケンカの種になっていた。姉の寝不足と母親の尊厳を挟んで、双方命がけの勝負である。

「尊厳あるケアの確立」はもっともなことだが、人員が厳しい現実の介護現場では、なかなか道は遠いように思える。せっかく「尊厳」という言葉が入ったのだから、なんとか職員の負担の軽減、すなわち人員を増やす方向で、議論を起こせないだろうか。

## 七話　「介護期」を提案する

筆者が提唱してきた「終末期リハビリテーション」の前段に「介護期リハビリテーション」を置くことを提案する。

趣旨は、リハビリ医療の病期でいう維持期の後に介護期を置き、その後に終末期を置く。急性期から直接介護期になり、終末期に至る流れも存在する。「終末期リハビリテーション」の中に含まれている長期に介護を必要とする人に対するリハビリを「介護期リハビリテーション」とする、である。

介護期から終末期の移行の時期の判定は難しい。当面は身体機能が急激に低下してきた時期、または死期が近づいたと判断される時期とし、今後の研究課題とする。

なぜこのようなことを提案するかといえば、筆者の「終末期リハビリテーション」の定義では、死期とは関係なく、「機能の改善が期待できず、自身で身の保全をなしえない人」を対象にしており、遷延性意識障害者や難病、先天的な重度障害児なども含まれている。そのため提供するサービスは理解できても、終末期という言葉が持つ「end of life」のニュアンスのため、小児、難病、遷延性意識障害者にはなじみにくいという意見が聞かれるためである。

従来、リハビリ医療における病期は、急性期、回復期、維持期とされてきた。これについても厳密に言うとそれぞれの移行時期の判定は難しい。ことに維持期という言葉はその内容があまりに理解しがたく、それが人の最期までを含めるのかとなると、いっそう判断は難しい。

そのようなこともあって筆者は、せめて最期だけはしっかり押さえておこうと「終末期リハビリテーション」という言葉をつくって、誰も切り捨てないリハビリを主張してきたつもりであった。しかし、この言葉もいつから終末期とするのか、この言葉が適切か、そのサービスの評価をどうするか、が課題であった。いつから含めるか、評価をどうするか、については現在一定の方向で検討中であるが、肝心の言葉が先のような理由で必ずしも受け入れられていない。

一方、現実には頭部の外傷や疾患で遷延性の意識障害を生じた人、難病などで長期間介護を受ける人、先天的な重度の肢体不自由児で長期間介護を受けざるをえない人など、急性期（出生期も含む）から回復期の流れに乗れずに介護を受ける人々が数多く存在する。また、高齢者には維持期から次第に機能が低下して介護を必要とする人々も多く見られる。筆者の主張する「終末期リハビリテーション」は、これらの人々も対象としたため、「終末期」という言葉が不明確になったことは否めない。

これらの人々を見捨てないために、この人たちを「終末期」から「介護期」に分離し、「介護期リハビリテーション」という言葉でこれを明示したいと考えるのである。これによって、何人にも、命の途絶えるまでリハビリのまなざしが行き届き、リハビリの理念に基づくサービスを提供できるようになる。

超高齢社会では、高齢者の問題があまりに大きいため、置きざりにされがちな超弱者に対して、リハビリはしっかりした考えで支えていく必要がある。「終末期リハビリテーション」の前に「介護期リハビリテーション」を置くことで、福祉とリハビリとの連携の道筋がより明確になるのではないか、とも考える。

誤解のないように言うが、この議論はリハビリ医療の流れを言っているのであって、診療報酬制度、介護保険制度とは直接的には関係ない。

## 八話　違法性の阻却と廃用症候群

違法性の阻却とは、簡単に言えば、社会通念上違法な行為であっても法律上許されることがある、という意味である。医療では医療職が行う医療行為にはそのようなことが多い。分かりやすい例は、手術である。他人の体にメスを入れるなどは分かりやすい例で、医師以外の者が同じことをすれば傷害罪に問われる。看護師が注射をしても傷害罪に問われないのも同じである。医師・看護師以外の者は針を刺したりメスを入れたりすると、傷害罪に問われる違法行為になる。それが罪に問われない、すなわち違法性から阻却されるのである。

理学療法士や作業療法士の行為も医師の指示のもとに行われているので、関節拘縮の矯正で、痛がる患者を我慢させるのも違法にはならない。少々痛くても患者は我慢をしている。一般の人が、逆手をとって人を痛がらせるのは暴力であって違法行為になる。

このように医療従事者には特権的に違法性から阻却されていることがある。そこで気になることであるが、無作為で患者を苦しめるのはどうなるのかということである。もちろん救急の処置で手を拱《こまぬ》いていると、「様子を見ている」と言い逃れをしても度を過ぎれば場合によっては診療拒否や医療過誤などで罪に問われることもある。

関節を動かすことを怠って、関節が拘縮してしまったなどはどうなるのか。不幸にもそれが改善しないまま患者が死亡し、お棺に納まらなくて、これは医療職はやらないだろうが、納棺士が関節をぽきぽき折っても死体損壊罪に問われないのか。その原因を作った医療機関は罪に問われることはないのか。罪に問われなければよいというものでもなかろう。

動かさないため、大きい褥瘡を作ってしまったらどうなるか。これも許されるのか。意識がない場合、動かさないままにされていると、本人は訴えなくても「不動による苦痛」を患者に与えているのは歴然としている。そのような苦痛を与え続けることによって、いろいろな廃用症候群を生じた場合はどうなるのだろう。先に述べた褥瘡然り、関節の変形拘縮、胸郭の拘縮による肺機能の低下などなどである。

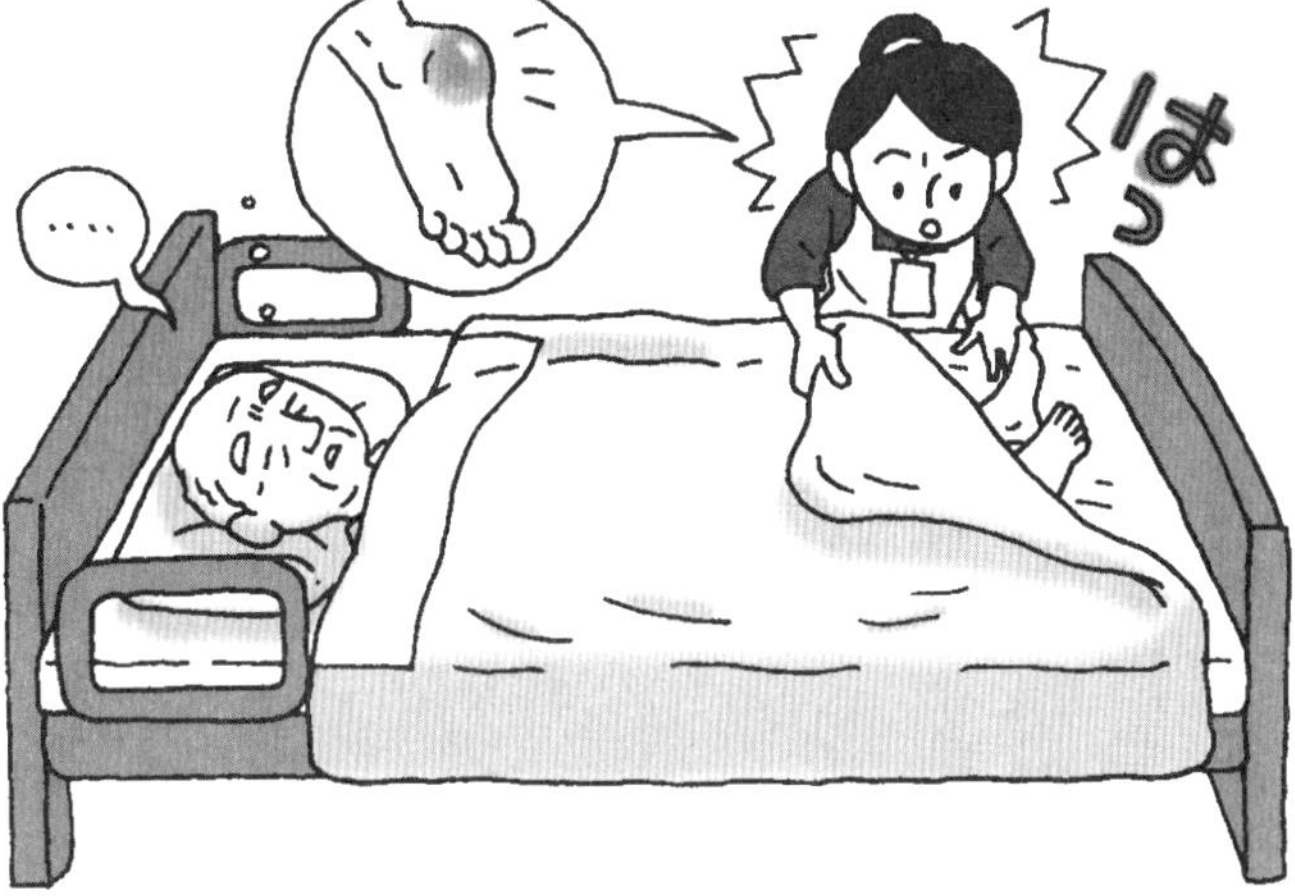


廃用症候群の責任の所在はどこにあるだろうか。患者は廃用症候群のなんたるかは知らないのが普通である。したがって多くの場合患者を責めるわけにはいかない。意識のしっかりした人、理解力のある人の場合は、百歩譲れば、患者にも応分の責任はあるかもしれないが、意識性に問題がある場合、その責任はすべて治療者側にあると言える。その責任は問われないのか。それも阻却されているのか、ということだ。

筆者の考えでは、おそらく近い将来、これらの多くが責任を問われるようになるのではないかと考えている。

法医学者の三沢章吾先生と講演で一緒に

なったことがある。先生が扱う対象者はすべて異常死体である。先生は「あまりひどい状態をお見せするのはいかがなものか」と選んでスライドを供覧してくれたようだが、とても正視できないものばかりだった。先生は、「異常死体の死因を明らかにすることは人権にかかわることです」と講演を締めくくった。大学の後輩という気安さもあって、講演後に「死体をぽきぽきするのは人権にかかわることで、責任を問われるでしょうか」と訊ねた。言下に先生は「もちろんでしょう」と答えた。

フランクフルトでは、大きな褥瘡があると司法でその違法性が問われるそうである。日本もそうなる日が来ると考えるべきである。違法であろうがなかろうが、リハビリの精神からして、「身体として人間らしくない」という状態を引き起こさせないことを深く心に刻んで仕事をしなければならないだろう。未必の故意ということがあってはならない。

九話

# 急性期リハビリテーションの本質

急性期リハビリの本質とは何だろうか。今の医療制度の中で言えば、次の三つははずせないだろう。

①命を助けるリハビリ、②廃用症候群を防ぐ、③回復期リハビリへつなぐ、である。

①は、救命救急の処置をしているときは積極的なことはできないとしても、たとえば周術期前後のことを考えると少しは分かりやすくなる。一番は、命にかかわる呼吸の管理であろう。そこでのリハビリの出番は肺理学療法である。肺理学療法の技術というのはたいしたもので、茨城県立医療大学の付属病院の院長をしているときに実感した。重度の障害児の病棟があって、そこの子どもが肺炎を起こしたときのことだ。小児科の主治医はもちろん抗生剤の投与などの必要な内科的な治療をしている。その時、担当の理学療法士が昼夜つきっきりで、母親が愛児を抱きかかえるようにして、痰の排出を助け

ていた。

重度障害者が痰の排出がうまく行かず、ぜいぜいしているときにベテランの理学療法士は聴診器を使いながら治療をしている。苦しむ患者は、医師の顔を見ないで理学療法士の顔を見ている。急性期で命を救うリハビリは肺理学療法が一番である。呼吸の管理で気管切開をするが、その時も同じである。手術後も同じだろう。
②は常識。命を救うことに医師は必死である。しかし、救った命のことを考えるのが得意なのがリハビリである。急性期医療で問題になるのは廃用症候群である。いろいろな廃用症候群があるので一つひとつはあげないが、肺炎は治ったが寝たきりになったとか、骨はついたけれど寝たきりになった、などは日常聞く話である。ことに、高齢者の場合、廃用で筋力がどの程度低下するのか調査もない。宇宙医学に関係のある先生に伺うと、元に戻らぬ危険があるから、倫理的に実験は無理ということだ。しかし、その先生の予想では、抗重力筋などは使わないと一日で一、二割は落ちるのではないか、ということであった。向井千秋さんが宇宙から帰って、体重を五Gに感じたということであるから、高齢者が寝ているというのは恐ろしいことである。

③の回復期リハビリへつなげる工夫がなされていなければ、タイムロスが生ずる。それまで自前で最小限のリハビリは行うべきである。本格的なリハビリは回復期リハビリ病棟の戦力には及ばない。急性期病院ではどのような人も少しの廃用症候群を持っている。したがって、タイムロスが生じないように回復期病棟に送らなければならない。回復期リハビリ病棟は期間に制限があるからだ。

急性期の病院がそのように、助けた命を上手に専門性の高いところに送るのは病院間のネットワークがなければできないことで、急性期病院も、回復期病院もそのことを常に考えて準備をしておかなければならない。

リハビリだけに限られることではないが、とても大切なことは心理的対応である。急性期には患者や家族が混乱している。医師をはじめとする病院側から受ける説明は、ほとんど分からないのが普通だ。素人は医学的な知識はゼロに等しく、インフォームドコンセントなどといっても、理解できないのが普通である。よほど、誰かが「専属」できちんと説明しなければならないだろう。専門用語はまず理解できない。中学卒業生が理解できる程度にやさしく話す必要がある。「説明と納得」などは医療者側が自己防衛のため勝手に作った言葉で、説明されて納得いくほどの医学的知識を持っている人など皆無に等しいと知るべきである。

とにかく救った命に魂の種を入れるのが急性期リハビリの使命である。

# 一〇話　回復期リハビリテーションの目的

回復期リハビリの目的とは、限られた期間の間に、次の三つのことを果たすことだと思う。できなければ何に問題があるのかしっかり考える必要がある。

そもそも、回復期リハビリ病棟は制度にがんじがらめになっている病棟だから、おそらく筆者の掲げたことはとても難しいだろう。しかしこの三つの条件をはずしてしまうと、回復期リハビリ病棟を何のために造ったのか訳が分からなくなる。果たしえないとしたら、この病棟以外の場所で行わなければならない。そう筆者は思っている。三つの目的とは以下のとおりである。

①障害そのものの改善へのチャレンジ
②ＡＤＬの自立
③ソフトランディングな退院の道筋をつける

「なんだ、そんなことでいいのか、それならやっている」と思われる人もいる一方、簡単ではないと思われる人もいるに違いない。

おそらく、①、②はやっている、と自信を持っている人もいるかもしれない。しかし、「やっていること」と「できていること」とは違う。ことに、①については、障害によっては無理なことのほうが多い。たとえば中枢性の麻痺の改善はいくら頑張っても定められた期間では無理だ。高次脳機能障害である失語症も無理であろう。義足にしても切断端が固定し、義足がフィットする時間が足りないかもしれない。第五胸髄以上の麻痺だと、大内臓神経叢が麻痺しているので、自律神経系統がそれこそ「自律」するまでには年余を要する。これも期間が足りない。失語症以外の高次脳機能障害、腕神経叢麻痺などはどうなるのだろう。回復期リハビリでは障害そのものに対応しているようで、対応し切れていない。

そんなことよりも「とにかく最低のＡＤＬの自立を」ということなので、まあそれでよしとしなければならないのだろうか。となると患者の気持ちはどうなるか。その時期、患者や家族は、「大勢の専門家が寄り集まってかかわってくれているし、何しろ

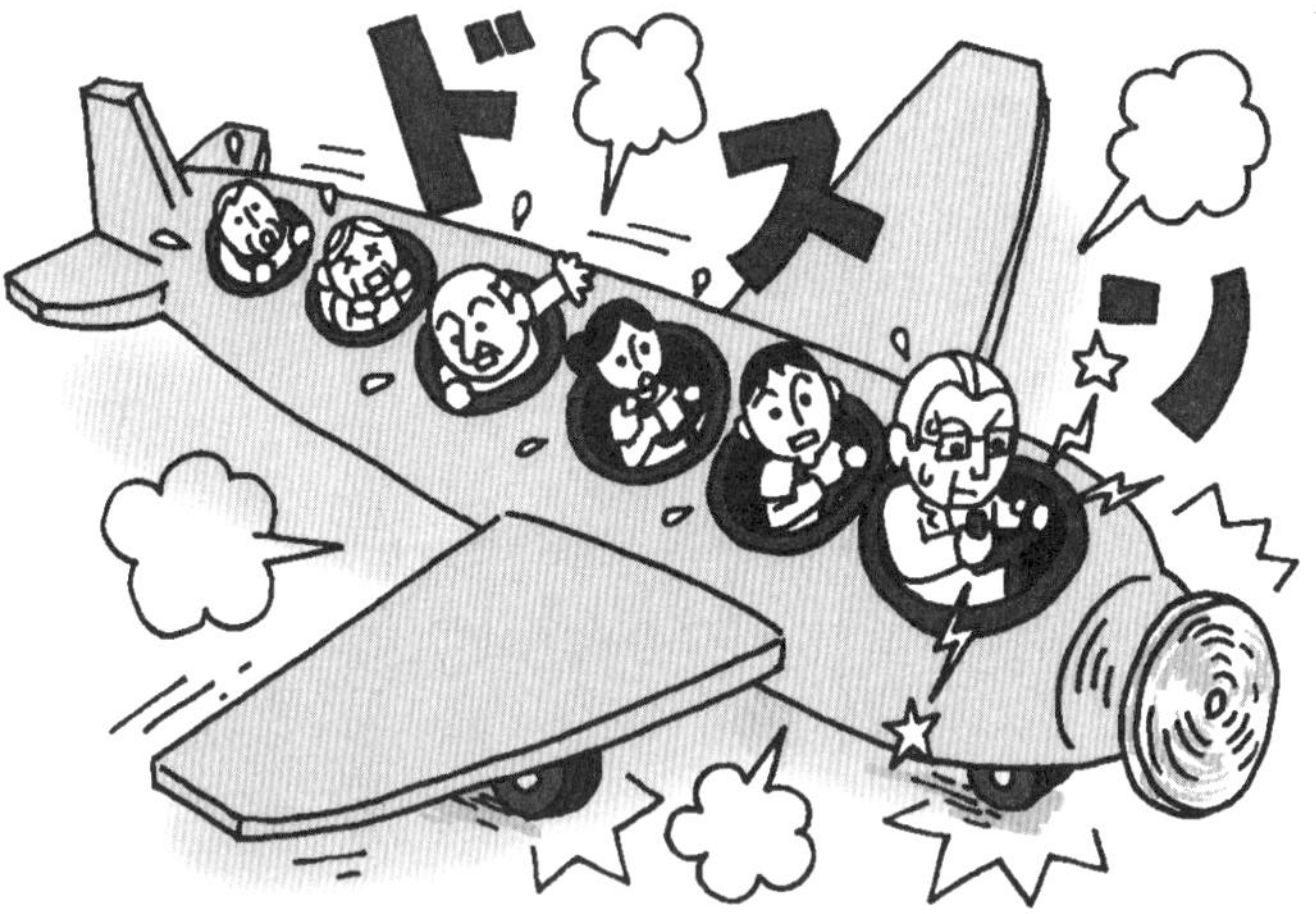


『回復期』なのであるから、障害を元のように治してもらえるだろう」と期待している。治してもらえないと「きちんとやってもらった」という治療に対する満足感が生まれない。ADLは障害そのものの回復とは別次元のものであるから、退院を告げられると、「治っていないのに追い出される」と思ってしまうのは当然である。

そんな状態で、③のソフトランディングな退院ができるだろうか。飛行機がソフトランディングするには、まず第一に滑走路がどうなっているかを知らなければならない。パイロットが一番気を使うところである。病院のパイロットは誰だろう。何しろ合議で決めているので分かったようで分からない。主治医ということだろうか。主治医は滑走路の状況をよく理解しているだろうか。そもそも、合議する全員が実はよく知らないので、飛行機はドスンと着陸するのが普通で、患者と家族はその時点からてんやわんやとなる。

しかも一番てんやわんやしているときは、当事者は相談できる人や地域の情報に最も疎いときなのである。退院の日は「障害者として」地域で生活する初日である。不安でいっぱいなのだ。夜寝られないからといって、ナースコールするわけにはいかないし、眠れなかった翌日頭が重く肩が張っても、訴える相手は素人の家族。家族も一緒に不安に引き込まれていく。入院中にそのようなことへのアドバイスはあるだろうか。

名は体を表すというが、羊頭狗肉とまではいわないが、現在の「回復期病棟」は名前負けしているような気がしないでもない。本当は、住民のニーズからできたのではなく、病院の側の要請でできたものであるから、根本が整うのはなかなか難しいと言わざるをえない。これらの解決には、まず入院期限の撤廃だと信じている。

# 一一話　個別訓練と集団訓練

筆者は、リハビリでの集団訓練のメリットを四〇年近くバカのように言い続けているが、個別訓練と併用すべきだという持論は一生続くかもしれない。

病院などでは個別に訓練をしていても、同じ障害者と一つ屋根に住んでいるので、わずかでも集団の持つ力の影響を無意識のうちに受けていると思われる。しかし、それは治療者が意図したものではない。

いろいろな事情があって、二人の人に在宅で個別訓練を何年も施行した経験がある。あまりよろしいものとは思えなかった。集団の中でできればどれほどよいか、と思うことがたびたびあった。一人は政界のＶＩＰ。事情が複雑で、最期まで何年も一人で療養生活を送った。「淋しいでしょうね」と話すと、だまって頷いた。その背中には常に淋しさが漂っていた。もう一人は財界のＶＩＰ。左麻痺のもたらす障害の理解に苦しんだ。説明してもなかなか理解できないのがこの障害である。そのような時、仲間がいれば、とどれほど思ったことか。集団のよさは、自分一人ではない、と思うところから始まり、他者を見て学べるなどのメリットは多い。

今の不自由な自分と過去の元気なときの自分を思い比べて、「元に戻りさえすれば……」という思いから脱却できない状態を、「孤独の殻に入っている」と呼んでいる。思考のベクトルは過去に向いている。そのような人には周りも腫れ物に触るような感じになる。

また、障害をおってどのようなことができるか、を一人で考えることはできない。元気な者が「このような人もいる」といくら可能性を説いても心には届かない。障害が治りきることはないと薄々知ったときから、その心は深い孤独の闇の中に落ち入り、無力感に心を痛めているのである。このような人に、元気な者は頑張れとも、頑張らなくてもいいとも言えない。言えば馬鹿にされるだけである。

そのような人が同様の障害のある仲間と触れ合うと、いやでも自分と他人とを比べる。少し離れたところから自分を見るから比べられるのである。これは自分の置かれた立場を客観視できるきっかけである。自分を客観視できないと、現実的な考えを持つことが難しい。そして、先輩を見て「ああならなければ」とか「ああなってはいけない」などと思いを巡らす。この「ああなる」までがきわめて貴重で、これはわずかながら未来に自分の姿を思い描いているのである。過去への思いは断ち切ることはできないが、わずかながら未来に自分の姿を思い描くことができる。これは思考のベクトルが過去ばかり向いていた状態に比べると、天と地ほどの差があるといってよい。

このような心の動きに期待しながら、集団の場は運営される。一人の思いは万人の心にあり、万人の思いは一人の心にあると言ってよい。一人が不自由と思う心は、万人が不自由と思う心である。大勢の中で一人の思いを聴くことは、そこに居るすべての人の思いを聴くことに通じる。他人の動きを見て自分の障害を知ることもできる。その意味では参加者すべてが平等なのである。心を許しあえる仲間と時を過ごすことで心は次第に癒される。治療者の意図的な手法で、そのような集団訓練の場が創造される。

厚生労働省は、医療保険でも介護保険でも、リハビリが心にかかわることを意識的に排除してきた。それは、二〇〇六年一二月二五日の厚生労働省老健局老人保健課長、保健局医療課長両者の通達で「主として身体」という言葉で括ってしまい、集団訓練を排除したのである。

無目的な集団訓練は排除されてもしかたがないが、身体（障害）を通して心に触れるようなリハビリの持つ優しさも一緒に切って捨て、リハビリの世界全体が、身体能力右肩上がりのＡＤＬ至上主義に陥ったのである。個人の訓練とかみ合わせた集団のプログラムが心身のリハビリに最良の方法であることを学ぼうともしないで。

## 一二話　介護困難の予防と解除

介護困難などと、新しい言葉を作って恐縮であるが、最近といってもこの五、六年使わせてもらっている。ことに介護現場にこの考えを普及したいと思っているからである。

「介護予防」という言葉が社会に躍り出たのは、二〇〇六年度になされた介護保険法の改定からである。ご存知のように介護保険法の第一章第四条には、国民の努力及び義務として介護予防の概念が書かれている。第一章第四条は以下のとおりである。

「国民は、自ら要介護状態となることを予防するため、加齢に伴って生ずる心身変化を自覚して常に健康の保持増進に努めるとともに、要介護状態となった場合においても、進んでリハビリテーションその他の適切な保健医療サービス及び福祉サービスを利用することにより、その有する能力の維持向上に努めるものとする」

しかし、これをよく読むと、「……要介護状態となった場合……」までの受け皿がある前段の文脈と、全体の「……能力の維持向上に努めるものとする」というぶったぎりの文脈が微妙に異なり、違和感を覚えるのである。要するに全体は右肩上がりのままで、受け皿がないのである。理屈を言わせてもらうと、介護が必要になった者がいつまでも能力が維持向上するのか、となるのである。もし筆者にこの法律に手を加えてもよいと許されれば、次のような「なお書」を入れさせてもらう。「なお、能力の維持向上の期待できない者については、最期まで人間らしい介護がなされるものとする」である。こうすれば介護保険法はとてもやさしい法律になる。

それはさておき、介護予防には題のような「介護困難の予防と解除」という考え方を入れるべきである。昨今の介護予防事業が右肩上がり信仰のせいか「元気アップ」一辺倒になっているのを危惧しているからである。なぜなら、述べたように高齢者はいつまでも元気アップはしないからである。リズムに合わせた運動ができなくなると、運動で維持されていたそれまでの機能は一気に低下する。

介護予防というのは、右肩上がりではなく、介護を困難にする状態を防ぐことまで含めるべきである。たとえば、指が曲がってしまえば爪を切るのに苦労する、腋がひらかなければ保清に苦労する、股がひらかなければおむつの交換に手間暇かかる、床ずれの処置に時間がかかる。これらを予防するのも立派な介護予防である。こう考えると要介護者の介護予防がとみに重要である。むしろこの人たちにこそ介護予防の考えと手法を徹底すべきである。筆者は、この「予防と解除」の中に、死後納棺のために骨、関節に特別な処置をしなくてもよいように努力する、も含めたいと思っている。

これらはすべて廃用症候群によるものである。廃用症候群は無知と無関心から起こる。しかもそれが進行性であることの認識が欠けていると怖い。急性期のリハビリは廃用症候群の予防から始まるが、人の最期も廃用症候群の予防で終わるのである。

したがって、要介護者の介護予防にはリハビリの考え方と手法が有効であることがわかる。右肩上がりの介護予防を否定するものではないが、それで「よし」とする考えは、どこかで高齢者を切り捨てることになる。終末期のリハビリの理念である「リハビリは誰も切り捨てない」とする考えと、介護予防の考えとは密接に関係している。介護予防は人の最期の最期まで関係すると理解しておいたほうがよい。

## 一三話　リハビリテーション医療の使命

リハビリ医療には、次の二つが欠かせないと考えている。①その人らしい世界を作る力を引き出すこと、②身体として人間らしくあるようかかわること。

「命に時間をたすのではなく、時間に命を注ぎ込むこと」とはラスク博士のＱＯＬを語った有名な言葉である。各種の「リハビリ・サービス」はそれを目的に活動しているということだ。

ここで、あえて「リハビリ」に「医療」をつけなかったのは、リハビリ医療というと、ＱＯＬの向上を目指すのではなく、ＡＤＬの自立を目指す理学療法、作業療法、言語聴覚療法に限定されて語られる危険性があるからである。本来リハビリのために理学療法、作業療法、言語聴覚療法が医療の中で働いているのであるが、特に日本の医療保険制度では「リハビリテーションは理学療法、作業療法、言語聴覚療法の三つである」

と限定してしまった。これは本来の趣旨からずれてしまって、リハビリを技術だけに狭小化してしまう恐れがある。なぜなら、リハビリのために理学療法や作業療法、言語聴覚療法が生まれたのであり、本末転倒になるからである。技術を提供する専門家なら、その他にソーシャルワーカー、義肢装具士や建築士、臨床心理士、看護師、歯科医師、子どもであれば教師などが周辺にいる。専門の建築家もいるほどだ。その人たちがリハビリから弾き飛ばされてしまうからである。

さて話を元に戻して、患者や障害者のＱＯＬを中心に置いて考えると、冒頭の二つが究極の目的になりそうだ。ラスク博士の言葉では、②の説明がまだ少々不足するような気がする。

①の、その人らしい世界を引き出し、その中で伸び伸びと生きてもらうこと。これは、中途障害者の場合、障害をおう前にそれなりに自分の世界を持ち、その中で生きていたはずだ。伸び伸びとしていたかどうかは別にして、日々の生活をそれなりに過ごしていたはずである。家事、仕事、趣味、地域の活動、それぞれの領域での人々とのかかわりがあったはずである。

障害をおうと一気にこれが崩れ、元のように挽回することは不可能で、新たに自分自身の世界を構築していかなければならない。それをするのがまさに本人のリハビリであり、専門的な立場からその導入をお手伝いするのがリハビリにかかわる専門家の仕事であろう。単にADLの自立を支援することだけではない。

②は、議論があるところかもしれないが、人間が人間である限り、身体としてそれが人間にふさわしいか、その人にとって、すなわち障害の程度や年齢を勘案してその人が住む生活圏での文化的な意味を含めて、その形が人間らしいか、ということである。

なぜそのようなことを言うかといえば、人によっては自分の意思で身を処しきれない人がいるからである。先天的な重度障害児や遷延性意識障害などで自分の身の安全を守りえない人々、いや、それほど重度でなくてもうまくからだを処しきれない人は大勢いる。この人たちに、専門的な適切なサービスが届かないとき、どのような非人間的な姿になるか専門家はよく知っている。それを防がなければならないと筆者は考えている。

前者が社会的な意味の濃いリハビリだとすると、後者は生物学的意味でのリハビリといえよう。人間が人間であるかぎり、社会通念上受け入れがたい姿になることは避けなければならない。それは人権にもかかわることである。この二点を心の片隅に常に置いておかなければ、制度に持て遊ばれ、言葉だけきれいな、あたかも川面に浮かんだ桜花のように風に吹かれて漂うリハビリになる恐れがある。

# 第三章 「省」 自分らしさ?

## 一話　「その人らしい」とは

人が心に持つ世界はいろいろである。その世界の中で伸び伸びできるとき、その人は生きがいを覚える。その世界に入って自由に生きるのはその人の勝手で、余人がとやかく言うことではないかもしれない。たとえ他人から見て愚かなことに思えることでもとがめることはできない。ただ、社会通念に照らして許されざることであれば許されない。

よく言われるのが、売れない芸術家と称する人たちの生活である。作家であれ、絵描きであれ、音楽家であれ、自分の世界の中にあって伸び伸びと活動ができる人はよいが、生活の面倒を見る人が影にいることが多い。面倒をみる人もそれが自分の一番の世界であればそれを他者がとがめる理由はない。この場合、援助者と二人での社会生活が成り立っていることが条件になる。

貧乏作家を養うために、妻が家政の苦労をいとわず、身を粉にして働くのは十分美談として成り立つ。しかし、家計のために盗みを働けば、「社会」生活は成り立たない。社会にカギ括弧をつけたのは、社会は一人では成り立たないからである。また、一定の規範を持った秩序の中で総体の営みがなされているからである。個人の「愚行権」は認められるが、それも社会秩序や社会規範から逸脱しない範囲という制限がつく。「俺のことだから放っておいてくれ」とはいかない。

さて、ここまで考えておいて、「その人らしい」というのはどういうことかを考えなければならない。リハビリや看護・介護の世界でよく使われる「その人らしい」という言葉を吟味してみよう。

二つの点から考える。一つ目は、その人が関心を持つ世界が他人に分かるのか、ということ。二つ目は、障害や加齢のため、関心のある世界が縮小してしまっていないか、である。

はじめの「他人に分かるのか」ということ。これは本人が語らなければ分からない。失語症や認知症ではどうするか。自分の思いを伝えられない人の気持ちを忖度《そんたく》するのは至難の業で、本当はお手上げかもしれない。本人とて、障害をおって心の中は縮んでいる。したいことがあっても、不可能だと思い込んでいて言わないのかもしれない。また、自分が広げうる世界が何か、分からなくなっているのかもしれない。

二つ目は、「障害や加齢で関心を持つ世界が縮小している」ことである。その中に、わずかながら心の広がりの芽生えの可能性がないか、である。実はこれが人を元気にする根本のように思える。それは小さいものであっても、よい支援、よい人に恵まれれば「その人らしさ」を生かす心の世界が広がる可能性がある。その世界は一つではないかもしれないし、過去の消えたと思った世界が復活するかもしれない。

星野富弘さんは、四肢麻痺になって、何年も経ってから絵筆を口にくわえ、気の遠くなるような努力を重ねてあの絵や詩集を描きあげた。その世界は健常者には気がつきにくい世界でもある。彼自身にとっても、障害をおってから得た、技術であり作詩の世界である。

誰にもそのような世界を見出す力があると信じることから、プロの支援がはじまるのではないか。その人らしいということは、その人がその世界で伸び伸びと活動できることである。

自分の意思を表すことができない人もいる。また遷延性意識障害の人はどうだろうか。すべてを人の手に委ねなければならない人の「その人らしさ」はどうなるか。それは当然、すべてかかわる側の想像によると言えよう。そして、その最も先にあるのは「身体として人間らしくあるか」であって、「その人らしい」からは離れてしまう。しかしこれは知識と技術で解決できる。

## 二話　障害者を苦しめる二つの苦しみ

七月一七日は理学療法の日、九月二五日は作業療法の日。そして二〇〇七年から九月一日が「言語聴覚の日」になった。言語聴覚士協会が、言語聴覚障害や摂食嚥下、言語聴覚士を広く知ってもらうためにキャンペーンを行っている。失語症に関しては一般の人たちはほとんど知らないというのが現実だろう。長嶋茂雄氏がそうであるからといってもその本当のことは何も知らないと言ってもいいかもしれない。話をしないかぎり言葉が不自由であることは分からないし、失語症のことを知らないで話をすると、中には「変な人」と偏見を持ってしまうことさえある。

内部障害など、黙っていれば障害者とはわからぬ人がいる。同じことで、見えないものは思わなければ存在しないのと同じである。人の痛みも痛かろうと思う医療者がいて初めて治療の対象になる。治療者の思う強さでしか痛みは実存しない。その意味から言えば、人の心はその最たるものだ。障害者の苦しむ心も同じと言える。

障害者は「二つの苦しみに苦しむ」といったのは心理学者の南雲直二さんだ（『社会受容』荘道社、二〇〇二）。一つは自分自身の中から出てくる苦しみ、もう一つは他人に苦しめられる苦しみである。

これはハンセン病の人々のことを考えれば明瞭である。ハンセン病の人は自分自身の障害のため苦しむが、これは誰も代わりようがなく、自分の心で克服していくしか方法はない。しかしこの人々は、もう一つの、他人すなわち社会に苦しめられたのである。法律により差別され、隔離、抹殺されたにも近い生活を強いられた。戸籍を抜かれ身内にも捨てられた人も多い。あらゆる意味で自分の過去を捨てなければならなかった。

このような他人に苦しめられる苦しみは自分では解決できない。社会や他人が変わらなければ解決の糸口はない。これはハンセン病の人に限らない。障害をおったあらゆる人に通じることだ。というのは、社会（他人）が苦しめているとは、社会が作っているバリアが苦しめていることになるからである。現在、バリアは①物理的、②制度的、③文化・情報、④意識（心）、の四つに整理されている。障害者はまさにこのバリアの海の中に置かれていると考えられる。

これらのバリアは中途障害者や高齢者にも存在するが、彼らの場合、かつては自分自身もバリアを作っていた側にいたと言える。しかし、その時はおそらく自分がバリアを作っているなどとは考えもしなかっただろう。それがむしろ、普通なのだ。

実は、リハビリにかかわる者も多くはバリアを作る側にいるのだが、早くそのことに気がついて、日常の臨床の仕事は仕事として、それとは別にこのバリアを減らす努力をすることが求められていると考えるべきである。地域リハビリの発想の原点はここに置かなければならないと思う。

もう一つの苦しみは、これは自分の中から出てくるものだから、基本的には自分自身で克服しなければならない。それなら、援助者はかかわらなくてよいのかといえば大間違いで、人の心身は分けられないのだから、体が不自由であることから、心を弱め、うつになったり、やる気を失ったりしている人に対して、プロとして支援手法を考えるべきである。路頭に迷っている人を前にして、制度にないから勝手にしろ、という医療者や介護支援者がいたら、これは噴飯ものだ。

個人が克服すべきだとしても、置かれた環境によって大いに予後は異なる。芯から理解してくれる仲間（ピア）が必要である。親しいピアがいる人は元気を取り戻していく。そして、いざという時に相談に乗ってくれるプロが身近にいればよい。制度の有無によらずそのような支援のあり方を問いつづけたい。

# 三話　反省

「歳をとると間違いなく認知症になります。ならない人は、なる前に死んだだけです」と脅かされた。おそらく当たっているだろうけれど、あまりはっきり言われると長生きするのがよいことかどうか気になる。長生きのＤＮＡも分かったと言うが、認知症にならないＤＮＡがはっきりしないと、認知症だらけの世の中になってしまう。

そういえばもう何年も前になるが、朝起きたときに右側の鴨居が二重に見えたことがある。左側を見れば一直線になるのだが、右側はどうしても二重になる。複視である。来たか、と不安になった。手を動かしたり足を動かしたり、してみたが四肢の麻痺はない。脳幹部の小さい梗塞に違いないと自己診断し、病院で診察を受けた。

「先生、責任病巣は特定できません。おそらく、ＭＲＩで引っかからないのだから、ごく小さいものでしょう」

放射線科の若い女医さんが、病巣が特定できなくて申し訳ないという表情で診断してくれた。

「それは助かった。後は自分で訓練しましょう」

「でも、先生」

「でも、何?」

「小さいラクネが結構ありますよ」

と、筆者の顔を覗き込むようにしながら、女医さんは気の毒そうに小声で言った。

ふむ、と思った。年のせいか。酒のせいか。いやその両方のせいだろう。それに加えてストレスに違いない、と後の祭りではあるが原因を考えた。そして、遠くない将来に両側性の片麻痺、パーキンソン症状、それに認知症、と医者だからこういう時にいろいろ考える。複視のほうは必至で自分なりの訓練をして、数カ月で完治した。

もちろん酒は控えたが、仕事でストレスはたまる一方だった。しかし、のど元過ぎれば何とやらであった。

その年の五月に連休を挟んで、障害者と沖縄へ旅行をした。相当くたびれたが病院も開院して日が浅いし、授業も始まったし、茨城県総合リハケア学会の設立の準備もあるし、とフル回転をして働いた。しかし、気持ちでいくら頑張っても体の酷使は休養以外に解決策はない。特に授業は、学生のころからさぼるのは得意だったが、講義は不得手だ。その準備に週に一度は徹夜をするほどだった。心身にストレスがかかっていたのは自分でも分かっていたが休めなかった。だが、体は正直だ。

大腸の憩室炎が破れた。これには驚いた。腹膜炎もそうだが、大腸を五〇センチメートルも切除したあとの、イレウスの不快感と腹痛、吐き気は勘弁してくれ、という感じだった。正直、死ぬかと思った。親しい外科医が主治医をしてくれた。彼は院長を兼ねていたが、同じ外科の先輩が名誉院長で気を使って回診をしてくれた。

「大田さん、音はしませんでしたか」

「はあ?」

「いや、憩室炎が破れるときに、音が聞こえたという人がいるんですよ」

慰めで励ましの冗談を言ってくれたのか、本当なのか、分からなかった。

「いずれにせよ、体にストレスがかかると免疫機能が落ちて、こういうことが起こります。憩室がある人は多いが、ストレスはいけません」と、これは傾聴に値する先輩医師の忠告であった。

ストレスが心身にひどい影響を及ぼすというのはセリエ博士以来通説であるにもかかわらず、医者ともあろうものが、このように大病を繰り返すのは天罰に違いない。親からもらった体を大切にしない天罰に違いないと反省した。

# 四話　ストレスと言えば

前話の続きのような話であるが、ストレスに点数をつけたアメリカの学者ホームスとレイという人はご存じだろう。もうインターネットでも公開されている点数表である。結婚を五〇点とし、一〇〇点からいろいろな生活上の出来事に点数をつけたのである。合計点が三〇〇点を超えると危ない、というのだ。何がどう危ないかよく勉強していないので知らないが、もしかすれば脳に梗塞ができたり腸に穴が開いたりするのか。

これはアメリカ人が対象であるし、かなり昔のものであるから、現代の日本人には検証が必要であろうが、筆者はこの中で最高点の一〇〇点が「配偶者の死」であることに注目している。というのは、結婚すれば、離縁するか心中するかしないかぎり、既婚者は配偶者の死に必ず遭遇する。その時、残されたほうが受けるストレスが大きい、ということになるからだ。

事故や戦争などで、連れ合いを亡くした人の話は切ない。テレビで遺族にインタビューをする場面が放映されるが、まったく無神経で不要だと思う。そのくらい当事者の悲哀は大きい。犯罪被害者の家族などは特にそうだ。

それはさておき、既婚者が配偶者の死を免れないとして、高齢者ではその大きなストレスをもろに受けることになる。そのストレスに耐えかねて、脳のヒューズが飛んだ人は多いに違いない。性差では男性のほうがストレスに弱いと言われるが、本当かどうかは知らない。たぶん、女性が残されることが多いので、そのようなことが言われるのであろう。双方とも強いストレスには違いない。問題は、残されたほうの立ち直りの早さ、というか復元力の強さというか、そのことを考えると、男性が家事万般に能力が低いように思う。亭主関白とまでいかなくても、家事の多くは女性が担っている。それを急に代わってはできない。そのようなことが独居に弱い男性を作っているのではないか。

有吉佐和子さんの小説『恍惚の人』(新潮社、一九七二)は、老人性痴呆(認知症)を社会問題化した嚆矢の小説である。その主人公の茂造さんは、奥さんの急死から突然

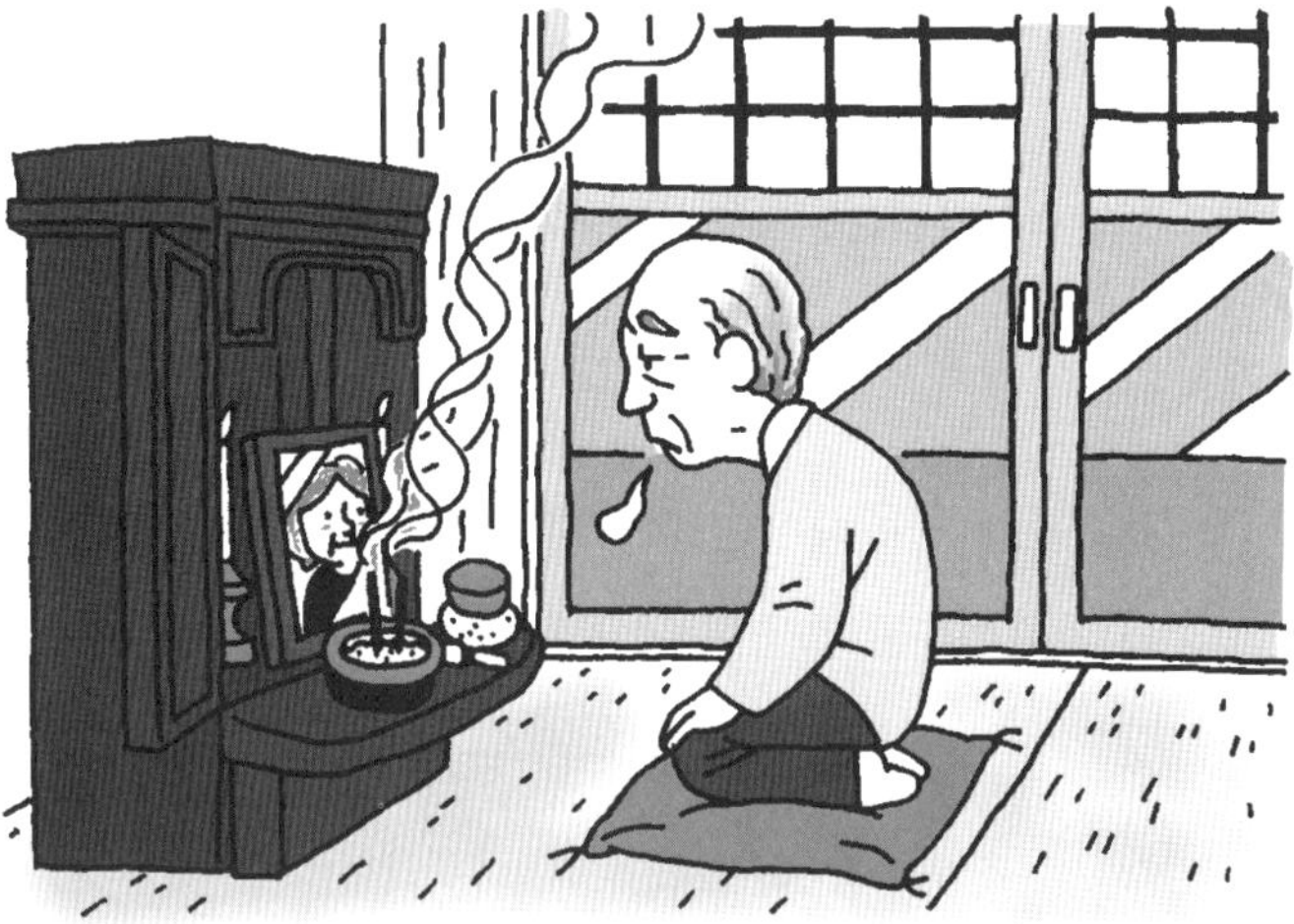

脳に変調をきたすのである。一〇〇点のストレスの加算に茂造さんの脳は堪えられなかったのだ。

認知症は誰でもなるかもしれないが、高齢者では、まだ認知症でない人も無用なストレスが加わるとそれが助長されると考えるべきである。すでに、認知症状が出ている人は、さらにストレスが加わるとよろしくない。

ただストレスは、身体的、心理的双方のものがあるから心しなければならない。心的ストレスの原因で見落とされがちなのは、人格的な欲求と言われる人間だけが持つ基本的な欲求が傷つけられることである。自尊心が傷つき、承認欲求、成就欲求、所属欲求などが満たされないことは強いストレスを受けている状態だと考えるべきである。

長谷川町子さんの『サザエさん』に、犬が家出するエピソードがある（『サザエさん』、五六巻五頁）。飼い主が家に防犯ベルを取り付けたのが原因だ。漫画の主張は、防犯ベルを取り付けたのが悪いというのではない。その時、犬を無視し、相談をしなかったのがよろしくないということである。無視され、自尊心を傷つけられたら犬でもいたたまれない気持ちになる。この主人公を犬にしたのが長谷川町子さんの賢いところだ。これを人、ことに高齢者で表現したら、騒動になる家が多発しただろう。

# 五話　情緒剥奪症候群

恐ろしい病名である。

もともとはヨーロッパのどの国の王様か知らないが、一三世紀のころ、フレデリック二世という人が「人間が人間であるならば何も教えなくても自然に言葉を話し、大人になっていくだろう」というとんでもない仮説を立て、乳飲み子を親から離して食べ物だけを与える、という実験をしたそうだ。しかしその実験は失敗した。すべての子どもが死んでしまったからである。マターナル・デプライベーションという言葉がそれから生まれたそうである。親子を分離すると、情緒が満たされず、心がゆがんだ状態になるだけでなく身体にも影響が出るというのは今では常識で、情緒剥奪症候群として使われている。

人は人の中で人になると言われる。「朱に交われば赤くなる」などの箴言もそのことを言っている。世の中では「朱に交わる」ことはいくらもあって、狭い世界の中で生活しているとその世界の人のように見えることもある。政治家も何か政治家らしく威張った感じの歩き方になる。顎が上がって、歩隔が広くなってくる。やくざもそうで、なんば歩きをすればだいたいその筋の人である。恰好だけではなく考え方もそうなってくる。

『狼に育てられた子〜カマラとアマラの養育日記〜』(J.A.L.シング著、中野善達・清水和子訳、福村出版、一九七七)という有名な本がある。これはインドの山地で、お化けがでるというので探し出して捕獲したところ人間の女の子であった、というのだ。この二人の女の子はどうも狼に育てられたらしい。牧師であるシング夫妻が、人間であるなら人間らしく育てれば、少しずつ人間らしくなるだろうと愛情をこめて育てた。カマラとアマラと名付けられた。

妹のアマラは二歳くらいらしかった。もちろん正確な歳は不明である。狼の習慣が人間の生活習慣に合わなかったらしい。何しろ、四つ足で歩き、夜中に咆哮するし、食べ物は犬食いで、鳥などの生の肉しか食べない。そのためか数カ月で死んでしまった。

七、八歳と思われる姉のカマラは数年生きた。シング牧師夫妻に大切に育てられ、人間らしいしぐさが見られるようにもなったが、急ぐと四つ足で走るし、肉などは生のものをほしがる。言葉は数年で二、三覚えたようであるが、他の子どもたちと一緒に遊ぶようなことはなく、決して笑わなかったそうである。しかし、妹のアマラが死んだとき、カマラは涙をこぼした。そして数日間は、部屋の片隅にうずくまって動かなかったそうだ。人間らしい感情がわずかでも育ったのだろうか。

障害をおった人は、一度は死んでしまいたいと思うようだ。その人たちが生きていく力を挽回するにはどのようなことが必要か、筆者は長年考えてきた。その一つに、親しい人との交わりが欠かせないと確信を持つようになった。

多田富雄先生は、意識が戻り自分の障害を現実のものと知ったとき、自死することばかり思い、その手段をいくつも考えていたそうである。自殺を思いとどまったのは、看護してくれる家族に強い絆を感じ、家族と心を通わせるようになったからだ。その後リハビリに励むようになり、能や著作にすばらしい作品を残したのであった。

家族は最も近い関心ごとを共有できる親しい人たちである。この人たちと情緒を重ねることができたことが多田先生を甦らせた。情緒を満たされることは人を元気にさせ、情緒を断つことは人の生きる気力を根底から引き抜いてしまう。

情緒剥奪症候群は決して子どもだけに起こる病気ではない。回復期リハビリ病棟という医学的リハビリのメッカにいることで、障害をおった人は情緒を満たされているだろうか。関係者は深く考えてほしい。

# 六話　ＡＤＬとＱＯＬ

ＡＤＬとＱＯＬは、一見相関しているように見えるけれどもまったく関係しないことがある。ＡＤＬ至上主義にならないためにも、リハビリ医療にかかわる者は考えておかなければならないだろう。

行きたい時にトイレに行けるか行けないかはＱＯＬに深くかかわると思うが、努力しても自分ではトイレに行けない人もいる。たとえば頚髄損傷やＡＬＳの人。どんなに努力しても自立しえないことがあるのは当然。ではその人のＱＯＬは低いかというと、一概にそうは言えない。

そもそも、ＱＯＬとは何かをきちんと議論しておかなければならないのだが、筆者は、三つの側面から考えることにしている。

一つは自分が自分固有の世界を持ち、その中で伸び伸びと精神活動・身体活動をしていることである。精神活動は外からは分からないかもしれないが、少なくとも本人がそう思っていることが基本である。まわりから見てもそう見えればとてもよいのだが、必ずしもまわりがその世界に関心があるとは限らないから他者にはどうでもいいことになるかもしれない。趣味の世界などがそれに当たる。しかし、発展すれば芸術として世間に認められるようなこともあろう。

二つ目は、他人が見てもっともであると納得がいく世界だ。お化粧や衣装などがそうである。本人がいくら満足していても、社会通念から見て一般的なものでないと、奇をてらったものになるからだ。自分がよければいいじゃないかということも言えようが、人は一人で生活しているわけではないから、そう簡単ではない。園遊会などに出席するとなるとそれなりの衣装も必要になるだろう。若者の間でガングロが一時はやった。仲間内ではよくても、そのグループ以外では奇異に感じられるだろう。タレントでデーモンなにがしという人が妙な化粧をしているけれども、あれは仕事のうちだ。

三つ目は、一人ではないことである。一人暮らしは気楽でよいだろうが、まったく人の世話にならずに一生を過ごすわけにはいかないし、周囲に何かと気にかけてくれる人

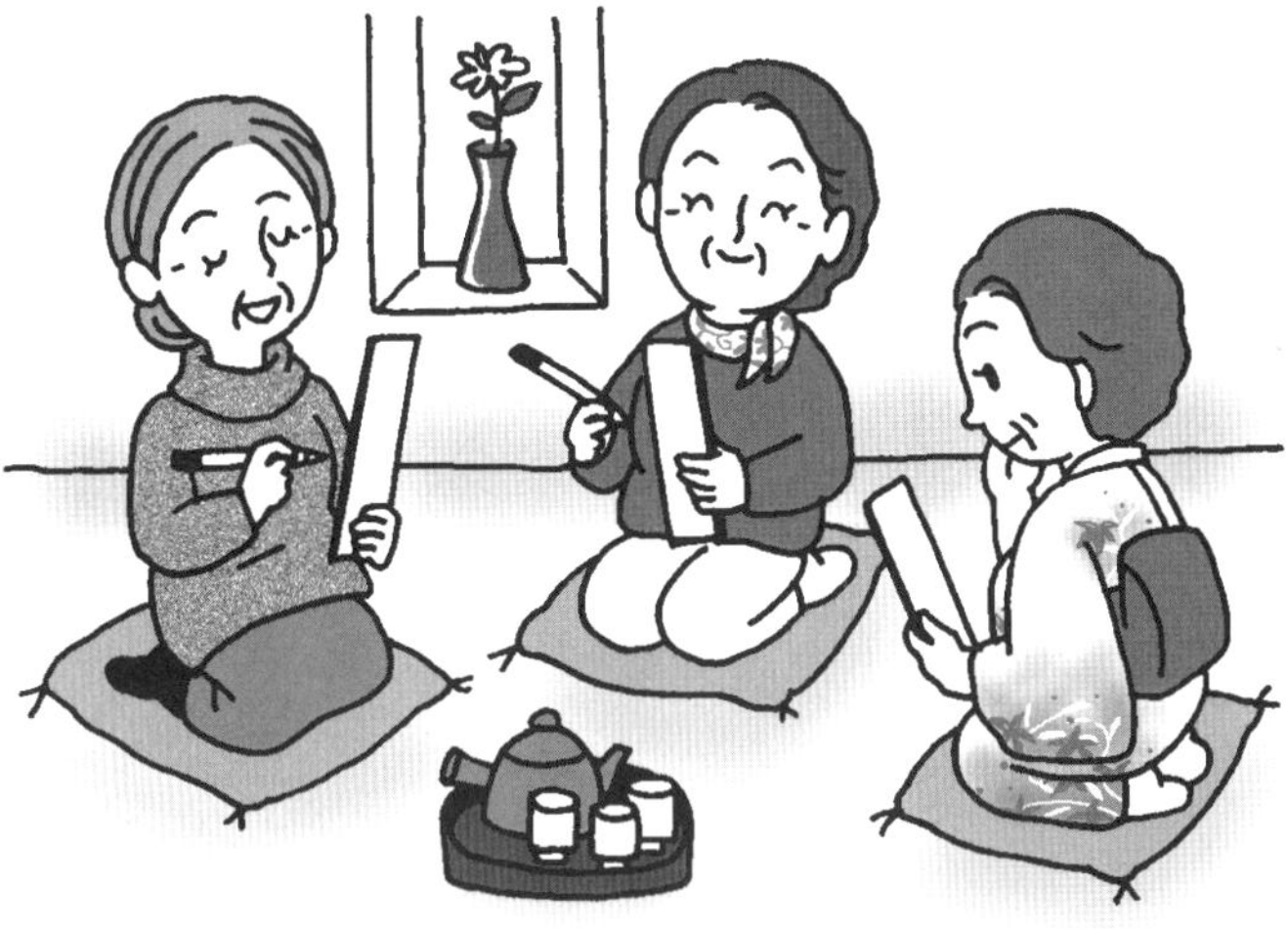

がいることがすばらしいことなのである。自分の存在を認めてくれるだけでよく、必ずしも自分のもつ固有の世界を理解してくれなくてもかまわない。一人でいること自体が非人間的であるから、すべての基本かもしれない。

このような三つの条件が満たされていると、ＱＯＬは高いのではないか。

星野富広さんは四肢麻痺だが、素晴らしい絵と詩を世に出してくれている。本人も、障害をおって初めて命の大切さを知り、人の優しさに気がついたという。だから障害をおったことで不便をするが、精神性はきわめて高く、ＡＤＬとは無関係にＱ

ＱＯＬはきわめて高いといえる。脳出血で重度の障害者になった免疫学者の故多田富雄さんなどもそうだった。この人たちは障害をおってからも自分の世界を広げ続け、その世界の中では伸び伸びと活躍している。もちろん、一人で暮らしてはいない。

他人からみると、ＡＤＬはそこそこよい人であっても、いつまでも立ち直れない人がいる。そのような人は、自分の固有の世界を見出しかねているのである。それまで築いた世界が萎縮してしまい、新しく関心ある世界を見出せない人だ。

このように考えると、努力して見出した自分の世界に関心を持ってくれる他人がいるかどうかは重要である。主観的なＱＯＬの先に「人」がいることは、人が社会的動物であるかぎり、永遠についてまわる根本的なことだと思う。

こう考えると、障害者のＱＯＬを云々する前に自分のＱＯＬを考える必要がありそうだ。

## 七話　生命飢餓状態

筆者の後輩である皆川晃慶先生は、日本リハビリテーション病院・施設協会の理事を務めるリハビリ医であり、リハビリの正統派論客でもある。すでにご著書（皆川晃慶：あれから13年……今私は……「膀胱がんと闘って」．村田恒有編著：友人たちの2010年かく迎えり．世界書院、二〇一〇）にも発表されているので書かせてもらうが、彼は膀胱癌の術後で、現在も闘病中である。二〇〇九年のリハビリテーション・ケア合同研究大会広島大会の懇親会でお会いしたときは、気丈にしていても病人であることが知れる顔色であった。それから一年経って、二〇一〇年の同山形大会の懇親会でお会いしたときは、とても病人とは思えず、顔色もよく、声にも張りがあって、言われなければ癌の闘病中であるとはとても思えなかった。先生は「これからは楽しく前向きに生きることに決めました」とにこにこ話され、その強い精神力に驚いた。

先生の書かれた手記を読むと、人工膀胱増設術後の次から次に起こる合併症と闘った様子が淡々と書かれ、素直に心境が述べられている。「大病によって自分という人間は変わっただろうか？　より謙虚になったか」と自省し、「人生がやり直しがきかないものである以上、自分の決断の成り行きも結局運命なのだと達観するところが自分の取り柄でもあり、あまり反省しないという意味では欠点でもあります」と反省し、「癌が発生したことも、経過がこじれたことも運命と思わざるをえません。ただ振り返ってみて、決してすべてが不運だったわけではありません」と病気になったことを前向きに捉え、家族、治療者など、周囲に感謝の気持ちも述べられている。

いかにインフォームドするのが原則とはいうものの、癌と知って真正面からそれと闘い、なお社会に役立とうと、前向きの気持ちを持ち続けるのは半端なことではない。癌ではないが、有名な話では正岡子規は脊椎カリエスで痛みと闘いながら「覚悟とはいつ死んでもいいということではなく、どんな状態でも生き抜くことであると悟った」と『病床六尺』に書いているが、皆川先生もそんな境地に至っているのであろうか。

筆者は結果的には癌ではなかったが、虚血性大腸炎で苦しんだとき、主治医は癌を疑い、精査を勧められたことがある。はっきりそう言われると、気持ちの中ではすっかり癌患者になってしまった。家族にどう告げるか、仕事をどう整理するか、後何年生きられるかなどと考え、すっかり気持ちが沈んでしまった。お見舞いに来てくれる人と普通に応対していても、自分との間にラップ一枚あって別世界に住む人と対話している奇妙な疎外感を感じた。検査の結果、上記の診断が下った瞬間そのラップがすうーと消えた。

宗教学者の岸本英夫さんは頸部に発生したメラノーマ（黒色腫）のため、予後半年と宣言され、生命飢餓状態に陥った心理を著書『死を見つめる心―ガンと闘った十年間』（講談社文庫、一九七三）に詳しく述べている。幸い特異なメラノーマであったらしく、診断から十年間死の恐怖と闘いながら二十数回に及ぶ手術をしながら治療を続けたが、その中で自分の死生観を組み立てていった様子が克明に書かれている。

この生命飢餓状態という表現は医学にはないが、心を打たれる。また障害者が、機能が元に戻らぬことを知って絶望し、自死を考える心情と共通するように思えるのである。そこから立ち直るには、当事者は自分なりの障害観、死生観を持たないと前向きには生きていくことは困難であろう。それは他者に知りようもなく、「機能飢餓状態」に陥った当人だけが感知することであろう。

皆川さんは文章を、一〇年後、「リハビリテーション医療という自分のライフワークに大病の経験を生かして少しはかかわっているのか……とにかく、生き続けていたいと思っています。」と結んでいる。先生は、生命飢餓状態は脱したのであろうか。

# 八話　人にとっての「作業」の意味

いつであったかNHKの番組を創っている会社のディレクターたちが四人ほど連れ立ってわざわざ水戸まで来られた。そこで障害者の就労についての番組の話になった。うまい画像が撮れれば、それはそれで結構なことなのだが、今時、中途障害者にとって再就職は稀有なる例だろう、となった。身体労働や通勤をする人にとってはきわめて厳しく、可能であっても、障害の種類を含めかなり制限があるのは事実だ。その時、リハビリに関係する番組なら、せっかくなので人にとっての「作業」の持つ意味を深めるようなものを創ってほしい、ということで議論は終わってしまった。

そもそも、人間にとって作業は、人間であることそのものであると言える。生まれたときは仕方がないが、生後間もなく乳を飲むための「手」作業が始まる。単に動物として「動く」発達とは別に、教えなくても人間だけが行う作業を習得していく。きわめてプリミティブなものから次第にスキルフルな作業に移っていくのである。作業の種類は無限と言ってよいくらい多いし、現在存在しない作業が将来には無数に生まれるだろう。そのような膨大な作業の種類は、ジャンルごとに細分化できないことはなかろうが、それは途方もない労力と作業が必要だ。

子どもは、指先を使えるようになると訳の分からない絵を描くことがあるが、それは手作業のはじまりで、自分でできたと思うと、母親に見せたがる。褒めると喜んでまたいろいろの訳の分からない絵を描く。飽きたらやめる。長じてくると意味が分かる絵を描いたり物を造ったりする。字も習えば上手に書くようになる。手作業をするのは人間の本性であると言える。それが次第に習熟しやがて人に認められるようになり、仕事となると対価を得るようになる。作業の先にはそのように「人」がある。人は社会的な動物であると言われるから、作業の先には社会があるとも言えるし、社会とつながるツールとも言える。作業は何も手作業で物を造るだけではなく、たとえば絵のヌードモデルはどうか。裸であるポーズをとり続けるだけで手作業というものはない。しかし、画家の求めに応じて長時間じっとしているのは相当忍耐を求められる作業と言える。

さて、中途障害者の就労を作業の視点で考えるとどうなるだろうか。就労というのはある仕事をして、労賃を手にすることである。労賃を得るということは社会に必要なことを行ったから得られる報酬で、作業という視点からみればきわめてレベルが高い。

障害をおうと、病前のようなスキルフルな作業はできなくなる。しかし作業療法は人間の本性である作業をよみがえらせようと、あの手この手の作業を提示する。もちろん、一見幼稚に見える作業も、子どもが育っていくプロセスと重ねて考えれば人間回復には必要なことなのだ。手作業ができなくなることは人間の本性を失うことにも通じる恐ろしいことなのである。ある意味ではＡＤＬが自立していなくても、作業は大切になる。頸髄損傷の星野富弘さんのことを考えれば歴然としている。

復職・就労は、作業で言えばとても高いレベルの作業の獲得ということになる。だからなかなか難しいのである。就労できなくても、共同作業所でもよいから作業が社会的な意味を持つようなことができれば人間性は大いに回復する。働ける年齢であって、共同作業所で行うレベルの作業を忌避する障害者は、リハビリの立場からすれば最も対応（治療）困難な人であると言える。

## 九話　情緒支援ネットワーク尺度

五話とは反対に、情緒を満たすとはどのようなことか考えてみたい。「情緒支援ネットワーク尺度」は筑波大学の社会学の宗像恒次先生が造られた簡単な一〇問からなる尺度であるが、とてもよくできていて、最近いろいろのところで使わせていただいている。質問を一つひとつ解釈していても人間関係の機微が分かるような気がする。このテストで八点以上だとネットワークが優れていて、免疫機能も高く、長生きするそうだ。七、六点は普通、五点以下は情緒ネットワークが悪く早死にするそうだ。

江戸時代の文人頼山陽が文章の起承転結に用いたといわれる「京の三条の糸屋の娘、妹一八姉二十、諸国大名は弓矢で殺す、糸屋の娘は目で殺す」という有名な歌があるが、まさに人を殺すのに弓矢はいらず、情緒を断ってしまえば長生きはできないらしい。「この世のなごり、夜もなごり、死にに行く身をたとふれば、あだしが原の道の霜、一足づゝに消えて行く、夢の夢こそあはれなれ」は、近松門左衛門の曽根崎心中の名セリフである。情が深すぎても生きていけないこともある。

話を戻して情緒支援ネットワーク尺度。皆さん方は何点取れるか。①会えば心が落ち着き安心できる人（会うとイライラするような人は世の中にごまんといる。だからこのような人が必要である。だいたいそのように設問を考えるとよい）。②常日頃あなたの気持ちを敏感に察してくれる人（思いが通じない鈍い人は多い）。③あなたを日頃評価し、認めてくれる人（自分では精いっぱいやっていると思っても他人はそう思わない。特に上司は）。④あなたを信じてあなたの思うようにさせてくれる人（飲み屋の店員くらいだ）。⑤あなたが成長し、成功することをわが事のように喜んでくれる人（足を引っ張るのはごまんといる）。⑥個人的な気持ちや秘密を打ち明けることができる人（あなただけよ、と話したことを翌日みんなが知っている）。⑦お互いの考えや将来のことなどを話し合うことのできる人（将来を語らぬ人間は危険だ。通り魔事件の犯人は自分には未来がないと思っている）。⑧甘えられる人（日本人だけの情。子どもが叱られても母親に抱きつくような、許されるという気持ちだ。ただし、談合は甘えが過ぎた）。

⑨あなたの行動や考えに賛成し、支持してくれる人（そういう人は学生運動のときにいないものと知った）。⑩気持ちが通じあう人（リハビリのスタッフ間ではどうだろう）。「情に棹させば流される」と言ったのは夏目漱石。世間にはよい返事が返ってきそうな人が少ないだろうから、少しでもこういう人がほしいのである。澤俊二さん（藤田保健衛生大学教授：作業療法士）のCVAの追跡研究では、このテストで「いる」と答えた人の多くは家族なのである。家族ばかりでは閉じこもりになる。

自己啓発で大切なことは、この質問を自分に問いかけ、人とかかわるとき、相手が自分をそのように捉えてくれているか、を考えることである。いい人間修業になる。

「人は社会的動物である」と言ったのはアリストテレス。では社会とは何か。「社会とは人と人との関係である」と言ったのは和辻哲郎。両哲学者の言を足し算すると、「人は、人と人との関係を持つ動物である」となる。だから「にんげん」を「じんかん」と和辻哲郎は言った。

じんかんで暮らすとなれば、嫌でも情に絡まれたり、流されたりすることになる。だから情は生きていくために大切にしなければならない。人間は情が深くても なくても生きていけない厄介な動物だ。

障害者にとって、この情緒ネットワーク尺度は低いだろう。だから「はい、います。それはあなたです」と言われる治療者になる努力がいるのである。

## 一〇話　難しい日本語

日本の字は面白く、「三助」と書くと、銭湯で体を洗ってくれる人や、下男を指したものである。しかし、ここでは「さんすけ」でなく「さんじょ」と読んでいただきたい。

二〇一〇年、山形市で開催されたリハビリテーション・ケア合同研究大会山形二〇一〇での、会長の川上千之先生の特別講演はとても楽しかった。それは上杉鷹山《ようざん》が米沢藩の財政改革をした話であった。鷹山は、藩の財政の立て直しには、領民の自助、互助の努力が基礎で、それに公の支援が加わらなければ成り立たないと「三助」を基本に置いたと言う。超高齢社会を乗り切るためには住民教育がキーワードであると、日ごろそう信じて活動している筆者は上杉鷹山のこの逸話に親しみを抱いた。また、住民の教育にたとえれば「百俵の米も食えばたちまち無くなるが、教育にあてれば明日の一万、百万俵となる」とした長岡藩士小林虎三郎の「米百俵」の故事にも通じる、重みのある講演として承った。しかし「三助」というのは字で書くと「さんすけ」と読んでしまって、何ともおかしいのである。

おかしい日本語ついでの話。茨城県のことで恐縮だが、二〇〇七年「ねんりんピック茨城二〇〇七」（第二〇回全国健康福祉祭いばらき大会）の開催に向けてロゴを作製した。一般からの公募で水戸黄門をアレンジした絵が採用された。少々子どもじみているが、「ねんりんピック」向けにはよいのではないかと決定し、「ハッスル黄門」と命名した。しかし、これをワープロで叩くと「発する肛門」と出た。一般的な解釈はそうだろう。そのことを人に話したら、その人は「へ〜」と言って驚いてくれた。

その日本語と字の話である。もう一五年も前になるが、茨城県立医療大学にいたころ講義の出席簿の代わりに、学生に箴言の意味を書かせたことがあった。「情けは人のためならず」の解釈は、従来の解釈と「情けをかけたら人のためにならない」とが完全に五〇％に分かれた。世につれて言葉の意味も違ってくるので、注意して使わなければと思った。

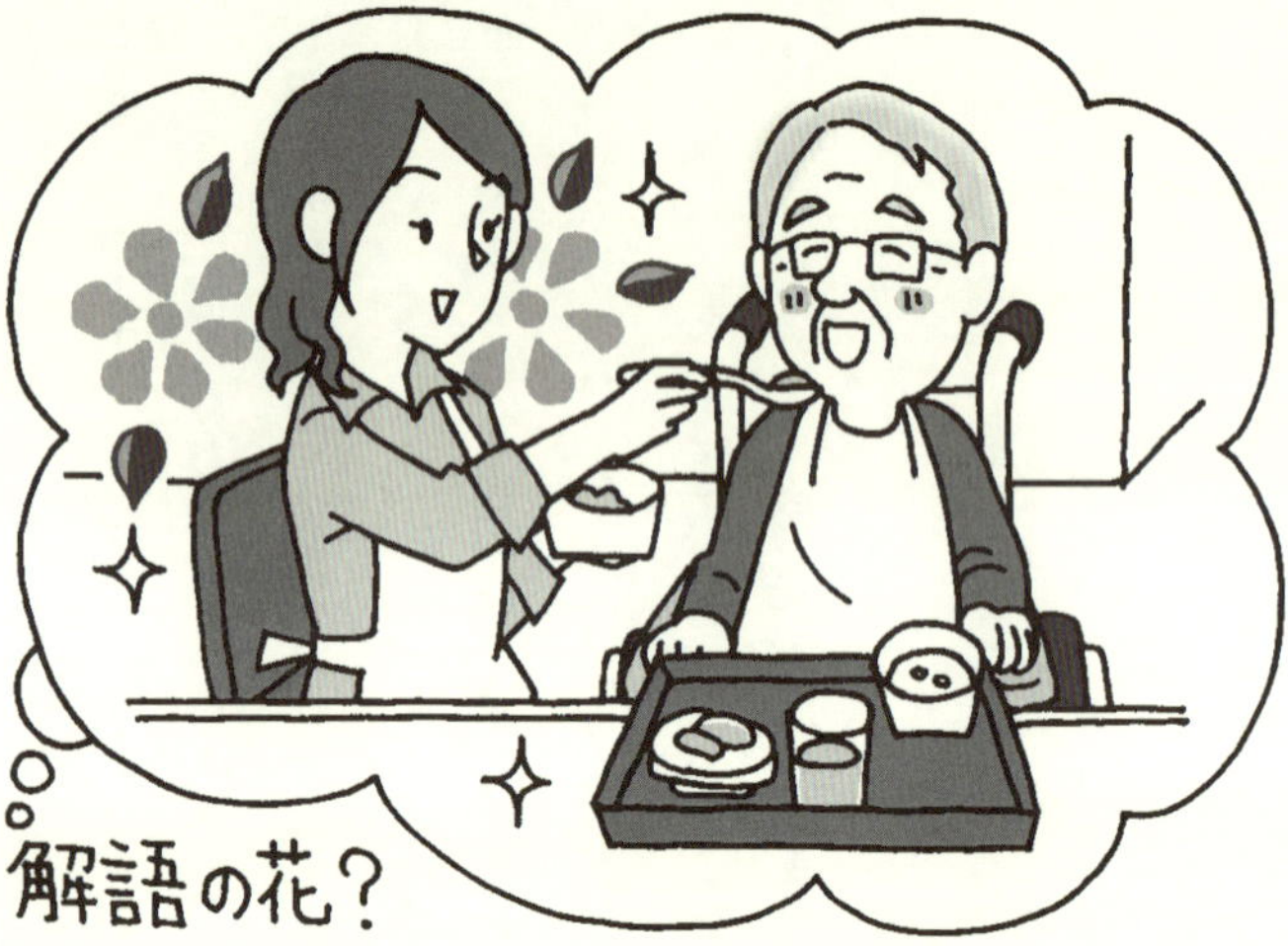


次いで、「人の嫌がることをしなさい」の解釈を訊ねた。数字はどうであったか忘れたが、「いじめを助長する」というように解釈した学生が大勢いたように思う。小学生なら注意して説明しようもあるが、大学生に話すのも気がひけたのでそのままにしておいた。これは『サザエさん』の漫画でも、小学生のカツオ君が同様の解釈をしてお父さんに叱られる場面が出てくる。「お父さんに言われたとおりにしたのに……」と、叱られたカツオ君は合点がいかないのである。

これらの言葉が死語になりつつあるのか解釈が豊かになってきているのかよく知ら

ないけれど、気をつけて使わないととんだ誤解を受けることになると考えさせられた。ということもあって、正解は望めないだろうがこの言葉を知っているか、少々難題を承知で「解語の花」というのを出題した。見事正解はゼロであった。

今「かいごのはな」とワープロで変換すると「介護の花」と出てくるので、きっと介護現場で高齢者に好かれる可愛い娘さんをイメージされたのかもしれない。どうでもいいのだが、可愛い娘のところは当たっている点もある。ついでで申し上げると、これは「美人」のことで、言葉を理解することができる花、楊貴妃のたとえから出た言葉である。

話が飛びまくるが、外国語の略語も難しく理解できないものが多い。仲間内で使うのならよいが他の領域にも理解していただこうと思うのなら、できるかぎり日本語がよい。例えばROMでも、リハビリでは普通に使う。しかし、ためしにパソコンで検索すると一億六千万件もアクセスがあり、それは別の意味、READ ONLY MEMORY（ロム：読み出し専用メモリー）の略とするのがほとんどである。関節可動域とは一般用語ではない。福祉の領域では「介護の花」にも通じない。これでは、連携も難しいだろう。

## 一一話　大人の絵本

愚かにも絵本といえば子どものものであると思い込んでいた。実際はそうではないのであった。欧米では大人の絵本の人気は決して低くないそうだ。筆者が監修をした絵本『こころのメロディ』（絵・文：のぐちちひろ、作：望月平、荘道社、二〇〇九）の関係で、出版社からガブリエル・バンサンという絵本作家の絵本を二冊頂戴した。一つは、『アンジュール—ある犬の物語』と題する犬のデッサンだけで構成された絵本、もう一つは『老夫婦』という作品である。二冊とも言葉は一つも入っていない。読者の感性だけに訴える作品である。

『アンジュール』の筋書きは以下のようである。飼い主が、自動車から飼い犬を投げ捨てる。自動車から放り出された犬は飼い主の車を追うが、見失ってしまう。道端に座り、通りすぎる車に飼い主の姿を求める。車が走り去った方角へ、飼い主を求めてとぼとぼと歩きはじめる。見ず知らずの町をいくつも越えて歩く。すれ違う自動車に飼い主の姿を探すが、すべて徒労に終わり、じっと地平を見てしゃがみこんでしまう。そこに、一人の子どもがとぼとぼと歩いてくる。子どもと犬は仲良しになって、見知らぬ町のほうに歩いていく。

ただそれだけの絵本だが、絵という像から脳は大きな刺激を受けるようだ。羽生善治名人の脳の働きをＭＲＩで調べるという番組がＮＨＫで放映された（二〇〇九年七月一二日）。その時ある会社のＣＭの効果をみるのに、ＣＭを見る人たちの脳の働きを解析して、ＣＭが効果的かどうかを会社が判断する、という場面があった。それによると、画像が流れている間働いていた脳が、字が多くなったとたんに低下してしまい、ＣＭは修正されることになった。

このごろはパワーポイントできれいな画像でプレゼンテーションされるが、注目を引くには画像がよさそうだ。動けばもっとよいのだろう。しかしテレビでは、画像によってＣＭへの関心はアップすると想像されたが、その内容に関しては触れられていない。

新聞小説の挿絵《さしえ》につられて、光景を想像するのも楽しい。挿絵がないといかがだろう。最も字が少なくて訴える力があるのは政治の風刺漫画。するどい風刺が利いていて驚くこともある。文章表現と違って、場面や光景を同時に認知できるからだ。漫画の世界などもその延長線上かもしれない。

バンサンの絵本には一言の言葉もない。ストーリーはすべて絵を見る者の想像の中にある。想像は見る人の人生や経験を抉《えぐ》り出す。文章や詩、歌、なども触れる人の心を抉る点においては同じであるが、言葉がないがゆえに持つ内容の豊かさというものもバカにならない。バンサンの『老夫婦』という絵本を見て、さらにその感を深くした。

老夫婦二人住まいの部屋の様子が描かれているのだが、二人いる場でも会話はまったく交わされていない。二人ともどこか体の調子でも悪いのか、動作がゆったりしているように見える。少なくとも健康そうではない。痩せていないが、むくんでいるのか。ドクターにかかっているだろうか。余計なことを考えてしまう。若いときにはどのような仕事をしていたのだろう。どうして、老夫婦二人だけになってしまったのか。子どもや孫たちは訪ねてくるのであろうか。日々の買い物はどうしているのだろうか。家事はすべて整っているのだろうか。もし、どちらかが病に伏したらどうするのだろう。何を目標に生きているのだろうか。

自分の老後のことも考えさせられるが、すでにこのような夫婦はごまんといる。それぞれの人生だから他人がとやかく言う必要はないのかもしれないが、真実味がある絵なのでついつい考えてしまうのである。

## 一二話　ロボットと不気味の谷

シルバーリハビリ体操を普及するためにロボットを使おうという考えを持ったのは茨城県立医療大学にいたころだった。地元の日立製作所に話したら、研究所の人は関心を持ってくれたが、上から「ソニーの後塵を拝することはできない」とつれない返事が返ってきた。ちょうどソニーがよちよち歩くロボットを発表した後だったのがよくなかったらしい。それならばソニーに頼もうと、盛田昭夫さんのリハビリの主治医をしたよしみから手紙を書いたら、「うちはエンターテインメントの物しか作りません」と断られた。応援してくれたある人は、手造りの人形を作って持ってきてくれた。もちろんその人形は動かない。

諦めたころになって、ＪＳＴが資金を出してくれることになり、産業総合研究所とある会社がプロジェクトに参加してくれた。親ロボットは踊りが踊れるほどの優れものだが、等身大で一体が一千万円もするという。筆者が考えるのは、少々不完全な動きでよいのだが、体操指導士の補助ロボットで、少しでいいので口答えができれば十分という程度のロボットである。

こうしてできたのが、シルバーリハビリ体操を踊る補助ロボット「たいぞう」である。二〇一〇年の四月にドイツの国営テレビが茨城県のシルバーリハビリ体操指導士養成事業と「たいぞう」の取材をしたいと申し出があり、ドイツ人のクルーたちがやって来た。四月二八日に放映すると連絡があったが、もちろんそのためにドイツまで行くわけにはいかない。しかし、翌日インターネットで流されたものをパソコンで見た。今はそういう時代だ。世界中の人が見たので問い合わせが多いかもしれないと覚悟して待っていたが、現在まで一件もない。

二〇一一年正月、NHKで八時半から一二時までの間に「たいぞう」が出るというので長時間のビデオをとっておいて見てみることにした。ほんの一分ぐらいしか出なかったが、かわいいしぐさで体操をするので、老人ホームのお年寄りが一緒に楽しんでいた。「楽しくて、死ぬのを忘れました」という名言を吐いてくれた老人もいた。

ロボット技術の進歩で次々と新しいものが作られているが、最近、人間に似たロボットが出てきた。別にそれは構わないのだが、不気味の谷という言葉を三〇年も前に聞いたことがあった。

当時、サリドマイド児のために筋電を利用して動かす義手の研究が盛んに行われていて、サリドマイド児が着用して結構上手に動かすのに感心したことがある。筆者も、そのころ電動義手に関心を持っていて、試作品を作ったこともあった。感温装置なども作ったりした。ビニール製の装飾用の常用義手にセンサーをつけ、そこで温度を感じ切断肢に伝えるというものだった。学会で発表したら、装置の議論でなく値段の話になったのを覚えている。そのような時、技術開発をしている人から「不気味の谷」という言葉を聞いて、なるほどそんなものかと思っていた。

そうしたら、二〇一一年の一月一二日のNHKクローズアップ現代で、人間に似せたロボット、アンドロイドについて放映があって、「不気味の谷」の話が出た。眉間に皺をよせ、「にこっ」とか「にやり」とか判別しにくい笑みを浮かべて見せるのだが不自然さはぬぐえない。人間の笑みの表情は豊かなので、相手に合わせると言っても、それ

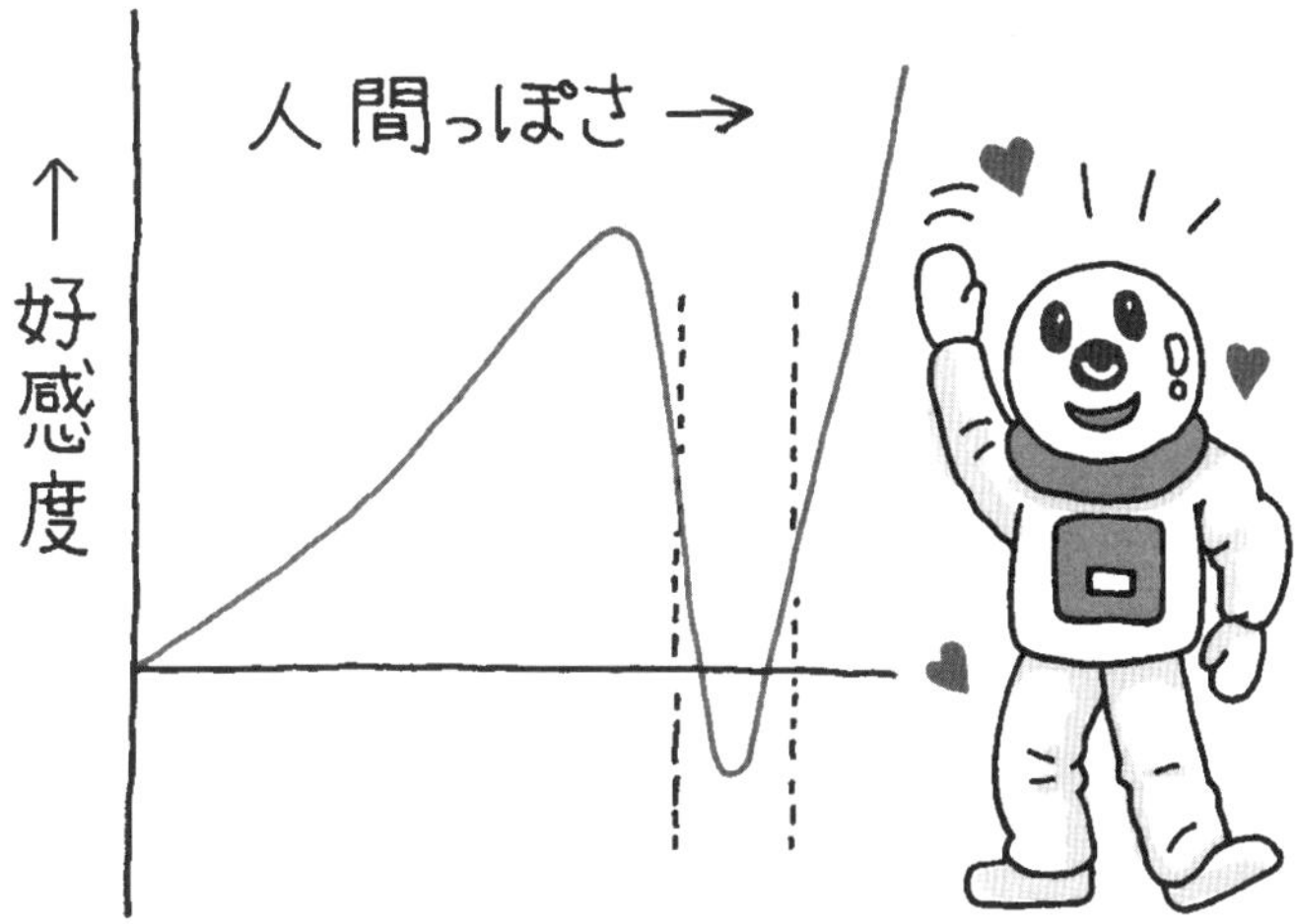


は不可能に近い。しかもうなずいて声を出されると薄気味悪く、「不気味の谷」に落ちていく気がした。蝋人形が「にやっ」と笑ったらびっくりするだろう。

浄瑠璃の人形は人形であるがその操り方で、人より情感の溢れたしぐさをする。そこに芸術性を感じる。それがアンドロイドのようであったら、お化け屋敷に入った気分になるに違いない。不気味の谷は深く、一度滑り込むと出てこられない気がする。

「たいぞう」は人形が、小生意気に人間の動きに似たような動きを上手にしたり、妙なイントネーションで声を出したりするから楽しいし、癒し系のロボット「パオ」もそうで、アザラシがいくらアザラシの恰好をしても、不気味の谷には入らない。

# 一三話　分去《わかさ》れの片への道

かの時に　我がとらざりし分去れの　片への道はいずこ行きけむ（皇后陛下御歌集『瀬音』大東出版社、一九九七）

この御歌を知ったとき、涙が出た。皇后様もこのようなことを考え、過ぎし日に思いをはせておられたのだ。

下々の私たちが、あの時「ああしていれば……」とか「あんなことをしなければ……」、と「れば」をつけて思うことはたびたびある。かつてゴルフをしていたとき、終わった後の仲間との会話は「れば」と「たら」のつく話ばかりであったし、碁や将棋でもそうだ。深酒をした翌日などは「れば」が三つか四つつく。

考えてみると、私たちの生活は、善しにつけ悪しきにつけすべて選択の連続である。就職、結婚などの大きい選択から、日本酒にするか焼酎にするかなどどうでもよい選択まで数限りない選択だ。いずれにせよ、日々あらゆることを選択してきた。そしてなお生きているかぎり、選択しつづける。

なぜ医者になったか、などは大きな分かれ道だったはずだ。リハビリの道を歩いたのも、病院を変わったのも、臨床と離れて今の場にたどり着いたのも、結構力の入った選択の結果である。その時に「とらざりし分去れの片への道」はどうなっていたであろうか、と考えても今更どうにもならないことではあるが、美智子皇后様がお考えになることだから考えてみるのも今後の生活の教訓になるかもしれない。

しかし、いずれにせよ、すべて自分が選んだ道である。自分の選択した道には責任をとらなければならない。反省する点があれば改め、次の選択はできるかぎり失敗がないようにしなければならない。岡本太郎さんは「芸術家は難しい道を選ばなければならない」と言ったそうだ。筆者は芸術家ではないから、どちらかといえば容易な道を選びたい。階段にするかエスカレーターにするか、など楽なほうを選ぶ。

なぜこのようなことを書くかというと、障害をおった人々は「れば」「たら」人生の典型のような人たちなのだ。「元に戻りさえすれば……」「あの時休んでさえいたら……」と。病気になったのは自分で選んだ道ではないかもしれないが、CVAなど生活習慣病の総合的な結果だとすると選んだ道の結果であると言えなくはない。しかしこれは少々理屈が過ぎる。

選んで障害者になったわけではないだけに「病気をしなければ……」と思う気持ちの持って行きようがないのである。しかも、それからの人生の選択の基準が元気であったときのものではないし、選択すべき選択肢そのものが存在しない。だから、何を基準にして人生を切り開いていけばよいのか見当もつかず途方に暮れ、「れば」「たら」となるのである。短いリハビリの期間で選択の基準を持てるはずはなく、おそらく何年もかかってその基準になる価値規範を自らの中に作っていくことになる。

福沢諭吉は明治維新を走り抜けたとき「一身にして二生を経るが如し」と言った。障害者は世の中が変わったのではなく、自分が変わってしまって、二生を生きなければならない。しかもそれは基準も不明確で、選択肢が少ない「選択人生」なのである。そのような彼らに寄り添って、静かに彼らの「分去れの片への道」を聴く心のゆとりが、追いまくられるような忙しい毎日を過ごす治療者側にあるだろうか。

筆者にとっても、まだまだ「分去れ」の道がありそうだ。仕事においてもそうだが、命でもそうかもしれない。たとえば、癌になりインフォームドされて治療法を選ぶときなどは、最後の大きい選択になるだろう。悔いの残らぬ選択ができるだろうか。

# 第四章　「心」　こころがつなぐもの

## 一話　残っているか「利他的遺伝子」

人で混雑している東京駅のコンコースでのこと。車椅子を押していたら無神経な輩がぶつかってきたことがある。その時感じた。自分にぶつかってこられたときより腹が立ったのだ。妙に人は車椅子を押していると車椅子の安全を第一に考える。段差に気をつけ、人を避けながら慎重に進む。純粋に他者のことを考えている。ところが車椅子から離れると、とたんに人ごみを掻き分けるようにわれ先に進む。でも、他者を思う気持ちを一瞬でも持つことが今求められているのではないか、と筆者は思う。どうしても、われ先でなければ立ち行きがたい市場原理主義社会では、他者のことを考えるゆとりややさしさなど無用なのだ。だからこそ時にこのように心の振幅を反対に振る必要があるのではないか。そうでないと、人の心は拘縮を起こしてしまう。

堺屋太一氏のいう団塊世代（昭和二二、二三、二四年生まれ）がすべて六五歳以上になるのが二〇一五年であることは周知のことで、超高齢社会の入り口の年である。

この人たちが六五歳になったからといって、全員がにわかに要介護者になるわけではない。元気な者も大勢いる。ただ要介護者の絶対数が増えることは確かである。若い人の力を福祉領域ばかりに注入するわけにもいかないので、国は外国から動員をかけようとしているのだろう。老人の介護は尊厳だの在宅だのと言っても、人は足りない、金はかかる、の在宅介護では、尊厳あるケアなど望めるはずがない。家族とて核家族。頼りにはならない。結論から言えば、まとめて面倒を見るのが一番効率的なのである。

本当は施設ケアを重視すべきなのである。そして、この人たちが介護を受けるには、マンモス老人ホーム、すし詰め老人ホームがふさわしいのである。この解決策として小、中学校を使うべきであることは第一章三話に書いた。問題は人手不足をどこで補うかである。本当は同世代で頑張るだけ頑張ってほしい。団塊族は「われ先人間」の傾向が強いので、いっそうの努力がいる。

「われ先人間」とは他者を省みず、競争して一歩でも先に行きたがる人である。この世代はある意味では気の毒で、生まれたときから死ぬときまで競争にさらされ、諸般「わ

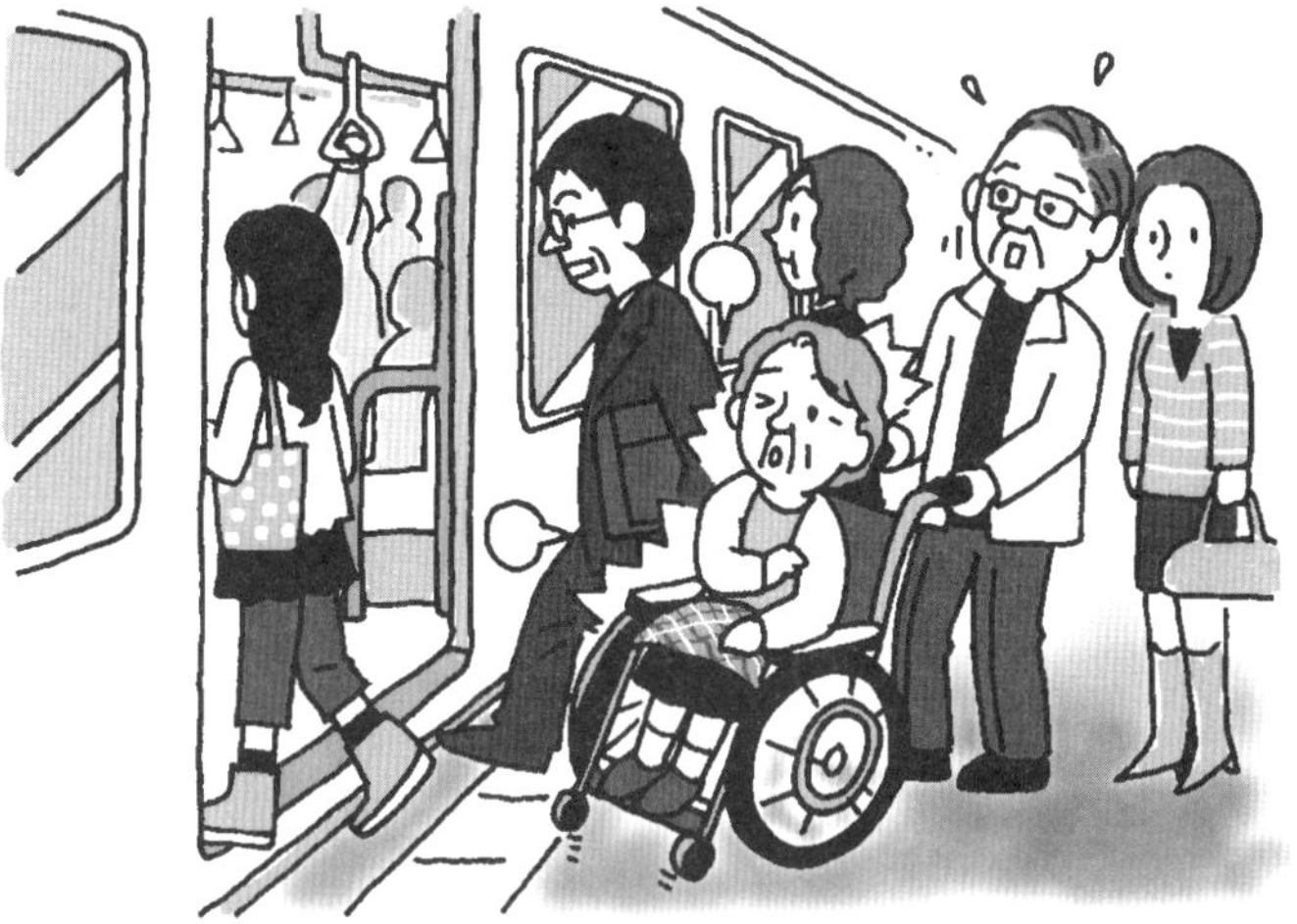

れ先」にと考えないとやっていけなかった。これは言わば、すし詰めの満員電車の中で生活しているようなもので、乗るのも降りるのもわれ先。すし詰めの中では押し合っている隣の人を気遣うやさしさなど生まれるはずがない。果たして、この人たちが介護を必要としている同世代の仲間のお世話ができるだろうか。筆者は楽観主義者だが、この点に関してはやや悲観的だ。でも期待するしかない。この人たちに残っている「利他的遺伝子」に期待をするしかないのである。

リチャード・ドーキンスの『利己的な遺伝子』（紀伊国屋書店、一九九一）によれば、人には生来利他的な遺伝子もあるとのことだが、それは環境から刺激を受けてスイッチが入らないといけないらしい。遺伝子学者の村上和雄氏も『生命の暗号』（サンマーク出版、一九九七）で同じ趣旨のことを述べている。やさしさの遺伝子はオンされないと働かないというのだ。利己的遺伝子は放っておいても育つ。

団塊世代族は、他者を気遣う遺伝子がオンされる環境に急いでさらさないとならない。それに適したことは何か。いろいろ考えたが、筆者の経験から車椅子を押してもらうことが一番手っ取り早いと思った。車椅子を押すと奇妙に人は純粋に車椅子に乗っている人のことを思いやるからだ。そして、細川宏先生（『病者・花』現代社、一九七七）ふうにいえば「平板にふみ固められた心」が耕されるのである。そういう経験を一回でも二回でもしておかないと、本当に自分たち自身が地獄を経験するのである。

## 二話　住民参加型の介護予防

介護予防の一環で、茨城県では住民参加型のシステムを構築しようと努力している。何しろ専門職が少なく行政にお金がないから、当事者である住民自身が頑張るよりしかたがないのだ。

「介護予防の専門職とは誰か」となると、これがはっきりしない。理学療法士、作業療法士、言語聴覚士などいわゆるリハビリ専門職なのか、介護にかかわるから介護職か、栄養も関係するので栄養士か。認知症は誰が予防の専門職になるのか。運動の領域は健康運動指導士か。口腔ケアは歯科衛生士か。ということで何がなんだか分からないのである。

ややこしいので「介護予防士」を作ったらどうだかと思う。しかし、そんなことをしていたのでは二〇一五年や二〇二五年に間に合わない。

どうしてこんなことが起こったかと言えば、人が長生きするようになったからに違いない。これがおめでたいのか、おめでたくないのかは分からない。長生きして、楽しいことがあればもちろんおめでたいことだが、最期が寝たきりや認知症で介護されてはおめでたくはない。だから予防しようとなった。でも果たして予防できるのか。

難しいことはさておいて、冒頭の茨城県の住民参加型のシステムの話である。なにせ素人がやろうということだから手間がかかる。またこれでよいのか、という疑問も常にある。だが「座して死を待つ」という考えでは何とも情けないのでこうなった。

何はともあれ、住民参加の基本に「自助、互助（共助）」の精神が欠かせない。福田康夫元総理は「自立、共生」と言ったが、似たようなことだろう。とにかく住民にこの考えを持ってもらわないことには、ことは先に進まない。それには徹底したキャンペーンが必要である。マスコミも動員しなければならないし、口コミ機能を働かせることも重要だ。

互助（共助）すなわち「共生の思想」を目で見えるようにしようと、茨城県では二〇〇〇年より「ヘルスロード」を指定することにした。この根本の考えは、タウンモビリティやユニバーサルのまちづくりの基本である道を整備しようという考えである。二〇一一年三月現在では一九五コース、七五二キロメートルにも及ぶ道が指定されている。子ども、障害者、高齢者が安心して歩ける道を一〇〇年かかっても毛細血管のように県下に張り巡らそうという壮大な計画である。「共生」という思想を「道」という具体的な見えるもので示そうという戦略である。

次にヘルパー三級（二〇一〇年三月に国の制度は廃止、茨城県は地域介護ヘルパーと名前を変えて独自資格にした）取得県民運動を走らせた。一緒に旗を振った県庁職員も年に一度の夜講習を受け、土日に実習をする。中学生がこれに参加したのは予期せぬ産物だった。詳しくは『やさしさのスイッチが入るとき』（土本亜理子、三輪書店、二〇〇七）を読んでほしい。

食生活改善推進員というご婦人の全国組織があるが、茨城県にも約六〇〇〇人の推進員がいる。この人たちのレベルを上げる研修を組織的に行い、これは栄養士会にも参加してもらい、現在県立健康プラザで実施している。食事と運動は介護予防の基本である。二〇〇五年度からシルバーリハビリ体操指導士の養成を本格的に始めた。三級、二級、一級と講習を受ければ上級に上がることができる。三級は四〇時間、二級は二五時間、一級は活動実績と二〇時間の講義、それに三級の授業八日間を実習する。一級は三級の育成の一部を担ってもらうので、三級を育成する意志が確認できた市町村で、複数人育てる。二〇〇七年三月末に一級が育てた三級の指導士一〇八人が誕生した（二〇一一年三月末現在、三九八四人）。これにより、このシステムは一応完成した。あとは、レベルの維持・向上と、量産体制を推進することである。

住民参加型のシステムを作るには、まず、活動家を選んで育て、組織すること。次いで自己育成ができるようにする。それを専門家と行政が支援する。この流れが大切だと学んだ。介護予防の「運動」については見通しがついてきた。認知症や口腔ケア、栄養については、現在戦略を練っているところである。介護予防士は追って考える。

## 三話　「名前も知らないで……」

何十年も連れ添った連れ合いの名前を、忘れることはあっても、はなから覚えないということはない。何十年も働いてもらった従業員の名前を覚えないでは中小企業の社長は務まらないだろう。何百床もある病院では新入職員の名前を覚えることは不可能だが、長く働いてくれている人は、お掃除のおじさんでも、お炊事のおばさんでも名前を覚えるものだ。そうでないと院長や事務長は務まらない。この人たちも、名前を覚えてもらえなかったとしたら、情が報われないと思う。

さて、前回書いた茨城県のシルバーリハビリ体操指導士の生徒さんたち。受講時の平均年齢は六三、四歳である。何しろ「指導士」を目指そうというのだから講習内容もこの人たちにとっては半端ではない。

三級のカリキュラムは、一日五時間で八日間の四〇時間。朝一〇時から四五分の昼休みを挟んで午後三時四五分まで行う。遠くから車で二時間もかけて通う人もいるので、少しでも早く終わるため昼休みを四五分にした。月・木コースと火・金コースで、週に二日通ってもらう。当初、五〇時間で始めたが、負担が大きいように思われ、四〇時間に落ち着いた。また、週に二日くらいでないと予習や復習が間に合わないようだった。

カリキュラムは基礎的な解剖・運動学から始まる。何の目的で、どの関節を、どの筋肉を使って動かすか、を知ってもらわないと他人に指導ができない。どの程度の内容にするか、前例がないので当方とて試行錯誤の連続だ。教科書は四年で四回変わった(二〇一一年現在、バージョン六)。

ご承知のように、人の記銘力は加齢とともに低下する。要するに新しいことが日々記憶しにくくなる。忘れるにも順番があって、新しいこと、覚えなければならないことほど忘れやすい。人の名前や土地名で、意味がなくただ覚えなければならないからである。筆者も、直近の内閣の大臣名は、よほどのスキャンダルでも起こしてくれないと覚えられない。

指導士の生徒さんたちにとって、骨の名前や筋肉の名前ははじめて聞くものばかりである。身体部位にしても、なぜ「尻部」でなく殿部なのか。上腕なら「下腕」が普通なのになぜ前腕となるのか、大腿なのになぜ「小腿」にならないのか、二頭筋、三頭筋、四頭筋があるのに、なぜ一頭筋や五頭筋がないのか、不思議なのだ。大腿筋膜張筋や胸鎖乳突筋になるとたいへんである。関節の動きも難しい。回内や回外などはどこの関節が動いているのか見当もつかない。でも、理屈でなくひたすら覚えてもらわなければならない。だから毎回テストをし、リポートを提出してもらう。繰り返すというのは恐ろしいことで、何回も繰り返すうちに次第に覚えていただけるようになる。

そこで、殺し文句が冒頭のような内容になるのである。

「何十年も、一日たりとも休みをやることなく、時には無理をして使い、折ったり、傷つけたり、切ったり縫ったりし、さしずめヤクザが子分を使いまわすような使い方をしておいて、名前の一つも覚えてやらないなどは人品に反することである」と。

「何十年も名前も知らないで使ってきた骨や筋肉の名前を知って、いとおしくなりました」との感想がリポートにあった。おそらくこの人たちを駆り立てる理由の一つに、このような感情があるのではないかと思う。

保健や医療のリテラシーが足りないということが言われるが、まさしく子どものときに、しっかり身体部位や簡単な機能を教えておくことが必要ではないか。子どもたちは覚えるのは早い。その名前を覚えると、それぞれが体や命をいとおしく思うようになり、凶悪な犯罪や暴力を振るうことが幾分少なくなるのではないかと思うのである。そこで、二〇一一年七月からシルバーリハビリ体操のキッズ・サポーター養成のモデル事業を開始した。

# 四話　強い心と弱い心

「病みてあれば心も弱るらむ　さまざまの泣きたきことが胸に集まる」（石川啄木：『悲しき玩具』）

啄木は結核で苦しんだ。回復しないこと、余命が長くないことを知っていたのかもしれない。泣きたいほどの悲しみは恵まれなかった過去のことか、思いを果たしえない短い余命のことか。おそらくその双方であっただろう。まさに「弱った心」である。

障害をおった人たちは、リハビリ医療に恵まれた（?）人であっても、退院したとき、病前の能力との落差を知り愕然とする。身の回りのことができて、装具をつけ家の周辺を、昔とほど遠い速度で移動できても、それはいかばかりの回復か。「回復期リハビリ」はたかだかこの程度のものか、とも思う。仕事縁も希薄になり、友人も離れ、さりとて地域で自分の場を見出しうるのだろうか。頼りの綱であるリハビリ医療の縁も、日を追って遠ざかっていく。障害者は障害が元に戻らぬことを知りはじめる。もはや、健常時の世界とは離れてしまった自分を知る。孤独地獄の底にいて、あがいても、もがいても、身動きが取れない。孤独と絶望によって生きる力は損なわれ、自死へ誘《いざな》われる。それでも障害と無縁である他人は「頑張れ」と言い、ある人は物知り顔で「頑張らなくていい」と言う。もはやその声は耳には届かない。

さて、この「弱った心」を持った人々を支援する手立てはあるのだろうか。リハビリは「神の手」を持っているのだろうか。持っていないならば、「あきらめろ」と言えばよい。でも、それも言わず、「頑張るな、あきらめるな」では蛇の生殺しのようになる。そのようなリハビリ医療でいいのか。

確かに、リハビリ医療は、このように悩み苦しむ人への「神の手」を持たない。しかし、誰が「神の手」になるかは知っている。それは、当事者自身なのである。孤独と絶望を救いうるのは、当事者たちが造る場である。その場に「弱った心」の人をそっと置いて見守ることである。その場を造るためにリハビリの専門家と称する人は努力しなければならない。手足の不自由な人たちには理学療法士、作業療法士がよいだろう。高次脳機能障害者には作業療法士、言語聴覚士がよいかもしれない。言語聴覚の障害者には言語聴覚士だろう。手足の不自由が伴う人がいるのなら理学療法士がコミットする。

その場では、障害という、健常者が立ち入れない、そしてのっぴきならないほど強い関心ごとが当事者間で共有される。関心ごとを深く共有し合える人と「共に居る」ことは、確固とした仲間意識を造り出し、居（る）甲斐を感じさせる。分かり合える仲間がいて、居甲斐を感じることは、「自分は生きていてもよいのだ」という、自己生存を肯定し、保証してくれる根本である。このようにして孤独地獄の縁からわずかながら立ち戻ることができるのである。

情緒が支えられなければ、生命力、すなわち生きていこうとする力を根底で損なっていくことを保健社会学者の宗像恒次さんは明らかにし、情緒支援ネットワーク尺度というチェック表を著した。これについては第三章九話で述べた。要は情緒的に他者とつながりが弱い人は早死にさえする、というのである。

自分のことを話さなくても分かってくれるのが仲間である。話さなくても辛さを分かり合えることを身体的相互了解という。そのような中にいて、はじめて障害者は、ああなりたい、ああなってはいけない、とわずかであっても未来に自分の姿を思い描くようになる。自分の立場を客観視できて、自死を思いとどまるのである。そこからのスタートである。「弱い心」は急には強くはならない。

# 五話　蟻の連帯

この暑い夏、路面に出て干からびそうなミミズを蟻が隊列をなして引っ張っていた。延々と長い列をつくり、ご苦労なことだ。蟻は暑くないのだろうか。

いつだったか電車のつるし広告に「連帯は無限」というコピーがあった。前後にどのような言葉があったのかすっかり忘れてしまったが、この言葉が衰えた海馬回のどこかに引っかかった。地域リハビリの連携を考えていると、この言葉は正鵠をついているようにも思えた。まさに蟻の列のようにつながっていないといけない。

個人の力には限界がある。しかし、連帯の鎖は限りなく拡大していく。生命のＤＮＡが今日まで継続するのはまさに「ＤＮＡの連帯」とも言える。連帯をどのように考えるかによってその意味は変化し、大きくもなる。

時代を超えた連帯を考えれば、科学なども時代を経ながら新しい技術を開発していく。再生医療一つを見ても、突然現れたわけではなく、連綿とした時の流れの中で、受け継がれた知識技術の連帯の結果である。もちろんそれは、医学分野だけではなく、科学技術の進歩とつながったわけだ。すべてのことが時代の生んだ事象とつながっていると考えるべきであろう。

自然科学だけではなく、社会学をはじめ経済学、政治学もそうであろう。たとえ、それが大きな差があるような変化であっても、歴史がその関係を証明するかもしれない。明治維新を通り抜けた福沢諭吉は著書『文明論之概略』の中で、その時代の変化の激しさを「一身にして二生を経るが如く、一人にして両身あるが如し」と表現した。確かに、明治維新の変貌は諭吉自身のアイデンティティを引き裂くほどの大事件であっただろう。しかし、そのような段落があったとしても、明治維新は世界歴史の流れから見れば必然性があったのかもしれない。その時代の政治や経済を引き継いだ人たちは、やはり時代と時代の連帯を結んだとも言える。そして、横断的に考えれば、維新を成し遂げた人々の大いなる連帯の成果を否定することはできない。

話が大きくなってしまったが、茨城県で進めている住民参加型の介護予防事業の一

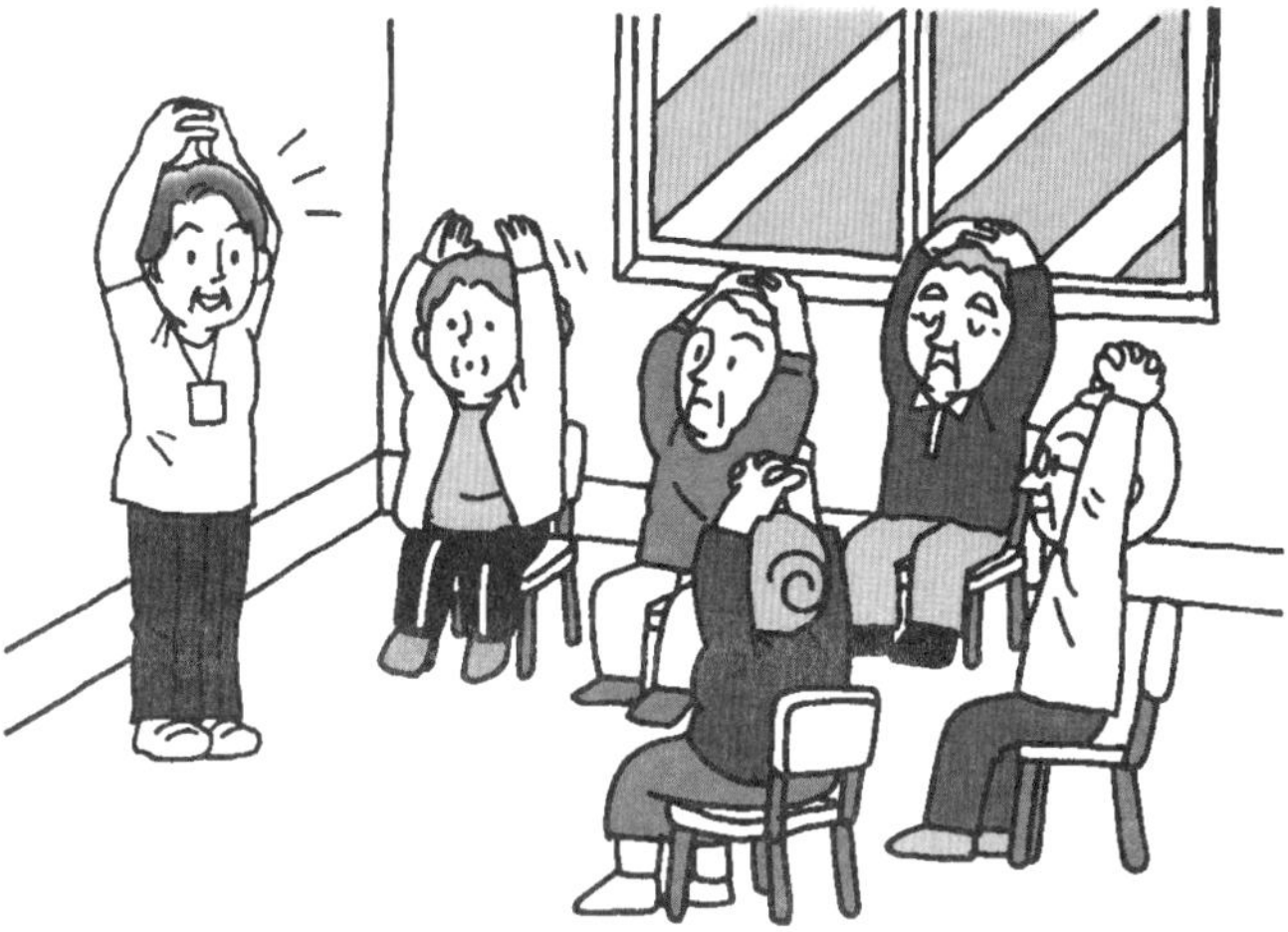

つ、シルバーリハビリ体操指導士の養成についで考える。「連帯は無限」というキャッチフレーズを知って始めたことではない。しかし、二〇〇五年度に四〇人を養成しはじめて六年ではあるが、その広がりは目を見張るものがある。

三級、二級、一級の指導士があり、一級の指導士は地域の市町村と協力して三級、二級の指導士を養成することができる。市町村で、一級の指導士が養成する三級指導士の数は限りなく広がっていく。おおむね六〇歳以上が指導士の受講資格としているので、六〇歳を超える人は団塊世代がピークで後は減少する。しかし、なくなることはない。時を縦につなぐ連帯は無限である。

資格を得た指導士は地域で活躍するので、横への広がりも無限である。住民が住民を指導するから、住民が存在するかぎり無限に広がる可能性がある。

次は、住民で作り上げた全県の組織が崩壊することなく存続することが大切である。県が主導はしたが、決定は住民で、イヤであればノー、である。住民の組織であることを確実にするため、ＮＰＯに移行することも考えられる。住民の中にはそのような組織運営がうまい人が必ずいるはずだ。

蟻は時に身の丈に合わない大きな獲物を引きずっている。引きずっているのは確かに一匹なのだが、自分たちの巣につながる隊列がある。一匹の力も馬鹿にならないが「連帯」の列は驚くほど長い。もっとも本当に働く蟻は二割程度で残りの蟻は適当にやっているというから、何か人間社会と似ていておかしい。

## 六話　自分の世界で伸び伸び生きる

神谷美恵子さんによると、生きがいは自分の固有の世界で伸び伸びと生きているときに感じるそうである。その世界の中で、創造的に生きることが大切だそうだ。誰でも大なり小なり自分の固有の世界を持っているが、固有の世界は秘密の世界とは違う。私たちは普通多くのことに関心を持ち、ある時はあることが大きくなり、ある時は他のことと入れ替わる。仕事のことに夢中になったかと思えば、趣味の世界に入るとか、昔の思い出に浸るとかである。

病気やけがで障害をおうと、それまでの自分が持っていた固有の世界が消えてしまう恐れがある。仕事が継続できなくなるのもそうだし、障害があっては果たせない趣味もあるだろう。それまで関心を抱いていた世界は急激に縮み、消さざるをえないものもある。全体としての心が空虚になってしまうのは、関心の持てる世界が縮みあるいは消えてしまうからである。このような人に、元気な者がやいのやいのと言っても当人の心は動かない。やる気が失せ、元気のない障害者の心は冷たく凍っている。

この人たちが、同病の仲間の存在を知り、心が縮んでいるのは自分一人ではないと思うことが大切である。許しあえる仲間との触れ合いである。仲間には先輩がいる。先輩とて一度は死ぬことを考えた仲間なのである。この人たちは、決して自分の考え方を押し付けたりはしない。自分がそうやって立ち直ったように、じっと見守っていてくれる。そのような仲間の中にいて、はじめて心が動きはじめる。仲間の考え方や行っていることを見たり聞いたりして、自分にもできるだろうかと思うようになる。ぽつんとした豆粒のようであっても関心ごとの種が生まれる。どんなに小さくても、障害をおってから初めて生まれた関心の種の意味は大きい。いくつもの芥子粒のような種ができるかもしれない。小さくてもよいから数が多いほうがよかろう。

ご存知の星野富弘さんもそうだ。頸髄損傷になってから、何年もの間、身動きならず、リハビリの進まぬ中でただ天井を見て無為に過ごしていた。母親が口に運んでくれたご飯を母親の顔に吹き付けるようなすさんだ生活をしていたのである。

同室の少年の退院を祝って、寄せ書きをするが、もちろん星野さんにはそれはできない。その時、母親が墨をつけた筆を口に咬ませてくれた。星野さんは墨で点を打った。星野さんの世界はそれから始まった。

絵筆を口にくわえ、それから気の遠くなるような努力が始まったのである。字を書き、写生を始めた星野さんの詩集は『風の旅』（立風書房、一九八二）として出版された。その内容は人の心を深く打つものだった。絵の緻密さもそうだが、添えられた詩もそうだ。どの絵にも詩にも小さい命を大切に思う気持ちが溢れている。

後になって、星野さんは、自分がけがをしないでそのまま高校にいたとすれば、そこその体育の教師で終わっただろう。しかし、けがをしたおかげで人の優しさや親切が分かり、人に助けられて生きている命の大切さを理解できるようになった、と述べている。そして小さい草花の命に自分を重ねている。

星野さんが絵を一枚仕上げるのには一カ月もかかるそうだ。奥さんに色の注文を出すときは、絵筆を口から放さなければならない。せかせか生きる私たちとは違う時の流れがそこにはある。その時の流れの中で、星野さんは障害をおってから確実に自分の世界を創造し、伸び伸びと生きているのである。

神谷美恵子さんがいう、自分の世界の中で伸び伸びと生きるとはそういうことを言うのであろう。五体に不自由のない私たちが、自分の世界を持って伸び伸びと生きているだろうか。創造的な世界を持っているだろうか。どんな小さなことであっても、人に話すほどのことでなくても、そのような世界を持ちたいものだ。

# 七話　リハビリ専門職のプロボノ

二〇一〇年七月一日のNHK『クローズアップ現代』でこの「プロボノ」という言葉を知った。簡単に言うとプロのボランティア活動のことのようだ。弁護士がボランティアで法律相談に応じるなどである。看護の日にフェスティバルの会場で看護相談をするなど、単発的なものも入るか入らないのかよく分からない。いずれにせよ、そのような活動が日本でも盛んになってきているらしい。IT関連でホームページを作るなどお手のものという人が、ITが不得手なNPOなどの組織の応援をする例などが放映された。大きな企業では、自分の仕事が社会に役立っているのかどうか組織の中にいては分かりにくく、仕事のやりがいを得にくいなども動機の一つらしい。

この考えが即リハビリ医療の世界に通じるかどうかは、仕事のやりがいなどの綿密な調査がいるだろうが、直感的にはそういう人が増えてよいような気がする。

最近、回復期リハビリ病棟に配属されているそろそろ中堅になろうかという理学療法士が、飲み会で酒の勢いか積もった悩みを打ち明けたのである。彼の言はおよそ次のようであった。

「回復期では退院のことばかりが頭にあって、定められた期間の間にとにかく家に帰すのが至上命令です。ですから、三六五日の訓練があり、早出、遅出と、大きな機械のベルトコンベアの上で仕事をしているような気がします。じっくりその人の人生を考えるようなことはありません。自分のやったことが退院した患者さんのＱＯＬにつながっているのか、在宅で元気に生活しているのか、今後そのような障害者がどうなっていくのかまったく知りようもなく、ただただ仕事が流れていく気がして、むなしさを感じることがあります」というのである。

この話を聞いて無理もないと思うと同時に、若い理学療法士がそんなことを考えていてくれることがうれしかった。大勢の席でなければ、ゆっくり話を聞いてやれたのにと思った。

この青年理学療法士は筆者の若いときより、はるかにリハビリに対して真摯でセンスがあるように思えた。ただ制度が、彼の悩みを増幅させ解決の道を塞《ふさ》いでいるのである。

筆者が、退院して病院の手を離れた障害者がどのような姿で療養しているかを知ったのは医者になって四、五年経ってからである。脳卒中の患者会に引きずり込まれたりとか、東京のある市で寝たきり者の全戸訪問をしたり、老人ホームに出かけたり、市町村の機能訓練事業の支援をしたりしてからのことである。時には、何がしかの報酬をいただくこともあったが、ほとんどそれは、病院の勤務の合間を見ながらボランティアとしてやっていたのであった。そこで学んだことは、病院でのリハビリ診療の活動に大いに参考になり、今の回復期リハビリ病棟のようなことを行えるようになっていた。

おそらく、病院の中の治療的なリハビリをしていたのでは、退院後の患者さんの思いなど想像もできなかったと思う。今考えると、曲がりなりにプロボノをやっていたお陰ではなかったかと思うのである。

先の理学療法士に今度会ったら、次のように話してあげたい。休日に、ボランティアで老人保健施設や特別養護老人ホームに行くとよいだろう。また患者の会は気をつけていれば随所で行われている。あなたの勤めている病院の患者会もあるかもしれない。そのようなところに進んで参加し、自分の理学療法士としての知識や技術を提供することを考えるとよいだろう、と。

プロボノという社会貢献は自分を高めるのに役立つはずである。いずれにせよ、自分の仕事がうまくいっていないと思ったら、一度慣らされた場を離れて、今までの自分の考え方や知識、技術を根底から問い直してみることだ。

## 八話　訪問リハビリの本質①～非人間の解放～

ソフトランディングな退院が大切である、といったことが在宅生活を強いる現在のリハビリの世界でまたぞろ問われるようになった。もう三、四〇年前から言われてきたことである。筆者は、「訪問リハビリの本質とは何か」と聞かれたら、次の二つの機能である、と答えることにしている。

①外に出て人と会う気持ちを起こさせること、友人を作ること

②介護期・終末期のリハビリへの道案内

個人的な機能訓練やＡＤＬ、ＩＡＤＬの向上、住宅改造などは当たり前のことである。機能がよくても家にこもっているとしたら、それは治療者のアプローチがよくない。本質に迫っていない。本質は、あの手この手を使って、出たがらない人を外に連れ出し、できるだけ人と会う機会を作ることである。高齢者は一日に三人以上家族以外の

人と会うと前頭連合野の46野が刺激され、海馬回が活性化されてぼけにくいと言われているくらいだ。外出し人と会うことは人間生活の基本、すなわち社会参加だ。

アリストテレスは「人間は社会的動物である」と言ったそうだ。社会的であるところが他の動物と違うということになる。そうすると、社会とは何かを考えなければならない。社会学では社会をどう定義しているかは知らないが、幸い、筆者は社会について、高校生の折、哲学者である教官に一年間「社会とは何か」について叩き込まれた。

その教官というのは和辻哲郎さんの息子さんで、やはり哲学者であった。その授業は、先生が黒板に「社会とは何か」と板書して始まる。その時間、これを見ながら、先生の講義を聞き、質問を受け、生徒同士の大した内容でないディスカッションをして終わる。毎回これの繰り返しで、苦痛な時間であった。一年間の授業の「壮大な」結論は「社会とは人と人との関係である」であった。当時、それならそうと早く言ってほしかった、と思った。

後で知ったことだが、その先生の父親である和辻哲郎さんは人間のことを「じんかん」と呼んだそうだ。要するに人間は人と人との間にあって「人間」である、というこ

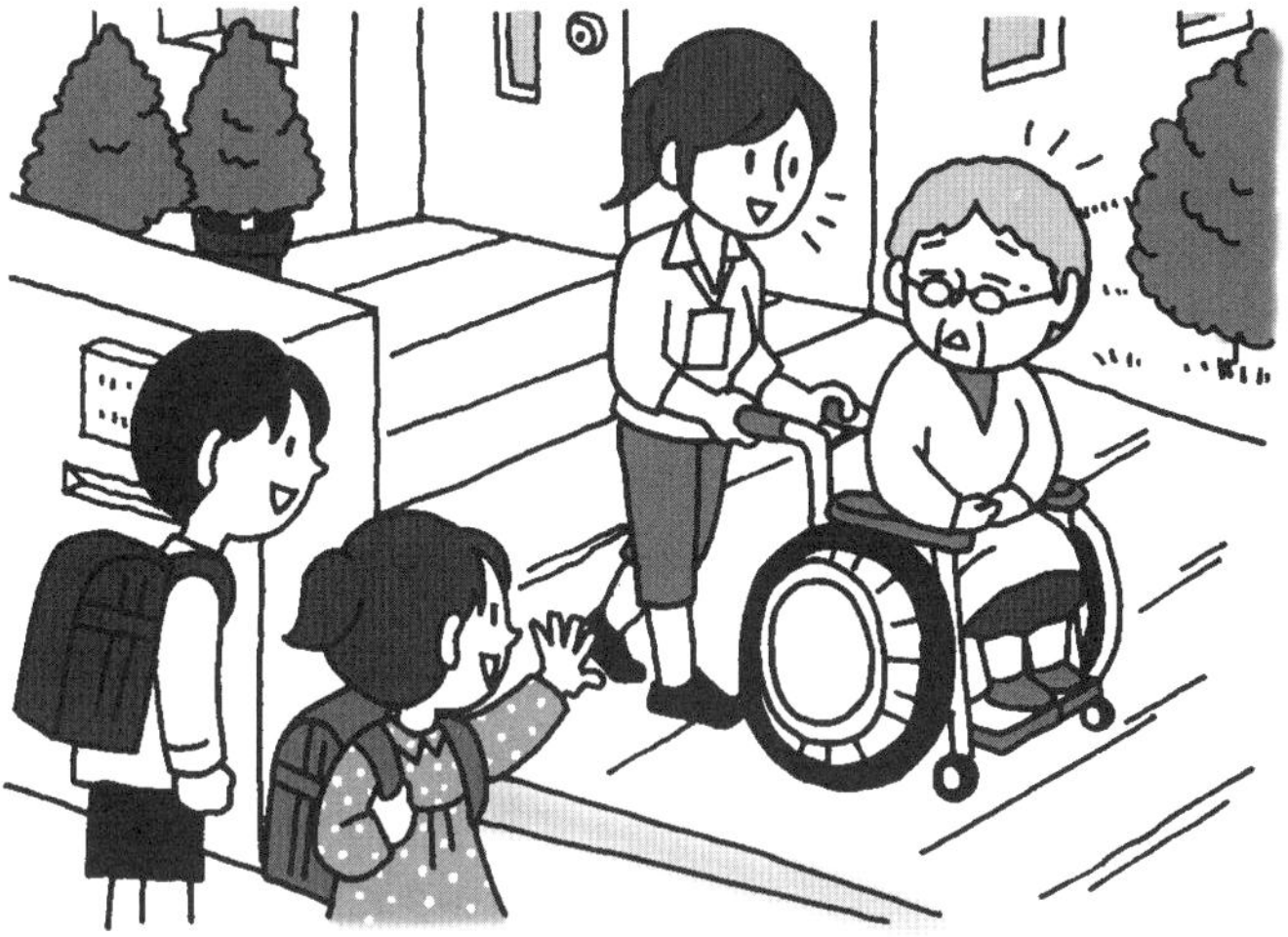

とだ。
哲学を足し算して悪いのだが、アリストテレスと和辻哲郎、いやそのご子息の哲学者の考えを足すと、「人は、人と関係を持つ動物である」ということになる。したがって、外出して人と会うと言うことは、人間が人間になる出発点であり目的でもある。加齢や障害によって家にこもり、人と会うことができない状態にあるのは、哲学的には非人間的な状態なのである。リハビリに携わる者は外に連れ出すことの大切さを経験的に知っているところをみると、リハビリに携わる者はきわめて哲学的な存在なのだ。

外に出たがらない人、出られない人、出してもらえない人、いろいろである。本人の問題もあれば家族に問題がある場合もある。出かけると言っても行き先がないこともある。出ようにも物理的に難しい環境もあるから一概にどうすればよいとは言えないが、外に連れ出そうという気持ちを常に支援者は持っていないといけない。

東京のある下町の開業医から、往診に行ったらお目当てのおじいちゃんがいない。訊ねると、押し入れの下の段に寝ていた、という話を聞いた。閉じこもりは座敷牢を作る。座敷牢は、部屋のことでも押し入れのことでもない。精神において、人を「非人間」としているのである。人が人と会うのは非人間から人を解放させ人間復活につながる。まさにリハビリの本質にかかわることと言える。

訪問リハビリでは、訪ねた先でADLの改善を図り、福祉機器や住まいのアドバイスをすることも大切だが、その先に、「人間復活」の大事が控えていることを認識しなければならない。本人の身体能力へのかかわりだけでなく、そのような家族全体が抱える課題にアプローチし、「非人間」を抱えた「非家族」の解放を図るのがその本質である。

## 九話　訪問リハビリの本質②～介護期・終末期リハビリへの案内～

前文で「介護期・終末期」リハビリについて触れる紙幅がなかったので、題は②となった。お許し願いたい。

介護期・終末期にカギ括弧をつけたのは、今までリハビリ医療は急性期、回復期、維持期として論じられてきたが、どうしたいきさつからか維持期を生活期に呼びかえようという動きが日本リハビリテーション病院・施設協会の中にもあると聞く。回復期、維持期と言う言葉もいかがかと思っていたが、回復期の後が生活期というのもしっくりしない。もし、維持期が生活期になれば終末期が適切かどうかもまた気になる。終末期には、その対象者に主体的な生活を送れない人を含むからである。それでカギ括弧をつけた。

なお、終末期という言葉に抵抗があるので、筆者は最近「介護期」リハビリを提案した（第二章七話）。詳しくは拙著『介護期リハビリテーションのすすめ』（青海社、二〇一〇）を読んでほしいが、介護期と終末期では実際の活動の具体は変わるものではない。

さて、訪問リハビリは在宅生活者へのサービスであり、利用者はいずれ加齢で能力が低下し、障害の悪化に老衰が重なることもあろう。そのような人々には訪問リハビリは行うのか、行わないのか、「はっきりしてくれ」というのが、従来から筆者が訴えてきたことである。はっきり「ここからはリハビリ（理学療法、作業療法、言語聴覚療法）は行いません」と言うのであれば、その点を示してほしいし、「はっきりしません」というのであれば、死ぬまで面倒をみてほしい、とただそれだけのことを言っているに過ぎないのである。筆者が介護期・終末期リハビリを提唱した根拠は後者のほうの立場を取っているからである。ただそれだけである。

どのような人も加齢で活動が不活発になるのは避けられない。障害があれば廃用症状は急速に重なってくるだろう。このような人が最期まで人間らしくあるようにするにはどうしたらいいか。訪問リハビリを実際に担当している人たちに聞くと、機能の改善が期待できないのでもうリハビリは不要であるとして、ケアプランからはずされることがあるという。

これはとんでもない話で、筆者に言わせれば、自分の力で自分を守れなくなった状態にこそ、他者からのサービスが必要なわけで、人の死までそれはついてまわることである。地域のケアマネジャーの中に介護期・終末期リハビリの思想がないとそうなってしまう。清潔の保持もそうだし、不動による苦痛の解除や呼吸の安楽を図るのもリハビリの使命である。

訪問リハビリは、最期を迎える人々や家族に対して、リハビリの立場からその道筋を示すことも重大な役割である。そして、家族と共に送る手法をきちんと考える。訪問リハビリにはそのような役割もあることをしっかり認識すべきである。

さて、訪問リハビリの流れは、急性期病院から自宅に帰ってリハビリを行う場合と回復期病棟から帰った後の追加的リハビリの場合とがある。前者は病院からの訪問リハビリ、後者は訪問看護の中のリハビリと老健からの訪問リハビリになるだろう。いずれにせよ、医師の処方が必要になり、これは非常に煩雑である。介護保険が絡むとケアマネが絡みつく。

二〇一〇年三月の地域包括ケアの報告書では、在宅者へのリハビリ提供の必要性が多く述べられ、ケアマネの再教育や介護職のリハビリの教育の必要性が述べられている。とてもよいことだと思う。おそらくこの流れから、訪問リハビリ制度そのものも見直され、リハビリスタッフの注入がしやすくなると思われるが、いずれにせよ、ケアマネがそのニーズを認識しなくては話は先に進まないのである。ケアマネの奮起が最も望まれる。

# 一〇話　旅は最高のリハビリ！

言語聴覚士の遠藤尚志さんに誘われて、一九九二年に失語症の人たち六〇人余の旅行団とロンドンからスイスに旅行をしてからもう二〇年近くになる。彼はその後も毎年のように失語症者を海外の旅に誘う。彼の旅行は、必ず先に失語症者の会があり、同病の人々と交流会を行う。普通の観光とは一味も二味も違う。ロンドンでも、ナイチンゲールが勤めていたセントトーマス病院の講堂でダイアナ・ロー女史（後に同病の失語症者への貢献でエリザベス女王より叙勲される）が主催する会と交流会を開催した。この体験で、失語症者が言葉の異なる国の失語症者と交流会が持てることがよく分かった。

彼の計画は綿密で、先方との打ち合わせに数人が予行で出かけることもある。その結果によっては出かける前に国内で練習の旅もする。体が不自由で言葉も不自由なのだから、行くほうも、計画するほうもいろいろ決意がある。

付き添っていく医師も決意はいるが、筆者はその前に、障害者との沖縄への旅行経験と、ハワイへ車椅子の青年をつれマラソンに行った経験があって、それがいくらか参考になった。考えた末、携帯した医療機器は聴診器と導尿のカテーテルだけだった。しかし使用することはなかった。

マッターホルンを見に行くとき、高い場所に上がるのを医師に禁じられていた人の中に「ここまで来たからには、死んでもいいから行きたい」と言って筆者を困らせた八〇歳の婦人がいた。返答に困って、参加者が集まったところで全員に問いかけてみた。「本人がそう言っているのだからいいじゃないですか。連れて行ってあげよう」と意外な答えが返ってきた。結局、何事もなかった。

見晴台で、彼女は「生きていてよかった!」と言ったとか。筆者は下で、高いところに行くことを禁じられていた他の人と彼らの帰りを待っていたが、「生きていてくれてよかった!」と思った。

その時、障害をおってから「生きていてよかった」と思ってくれる人を、私たちは日常のリハビリで作り出しているか、と忸怩たる思いを持ったことをいまだに忘れない。

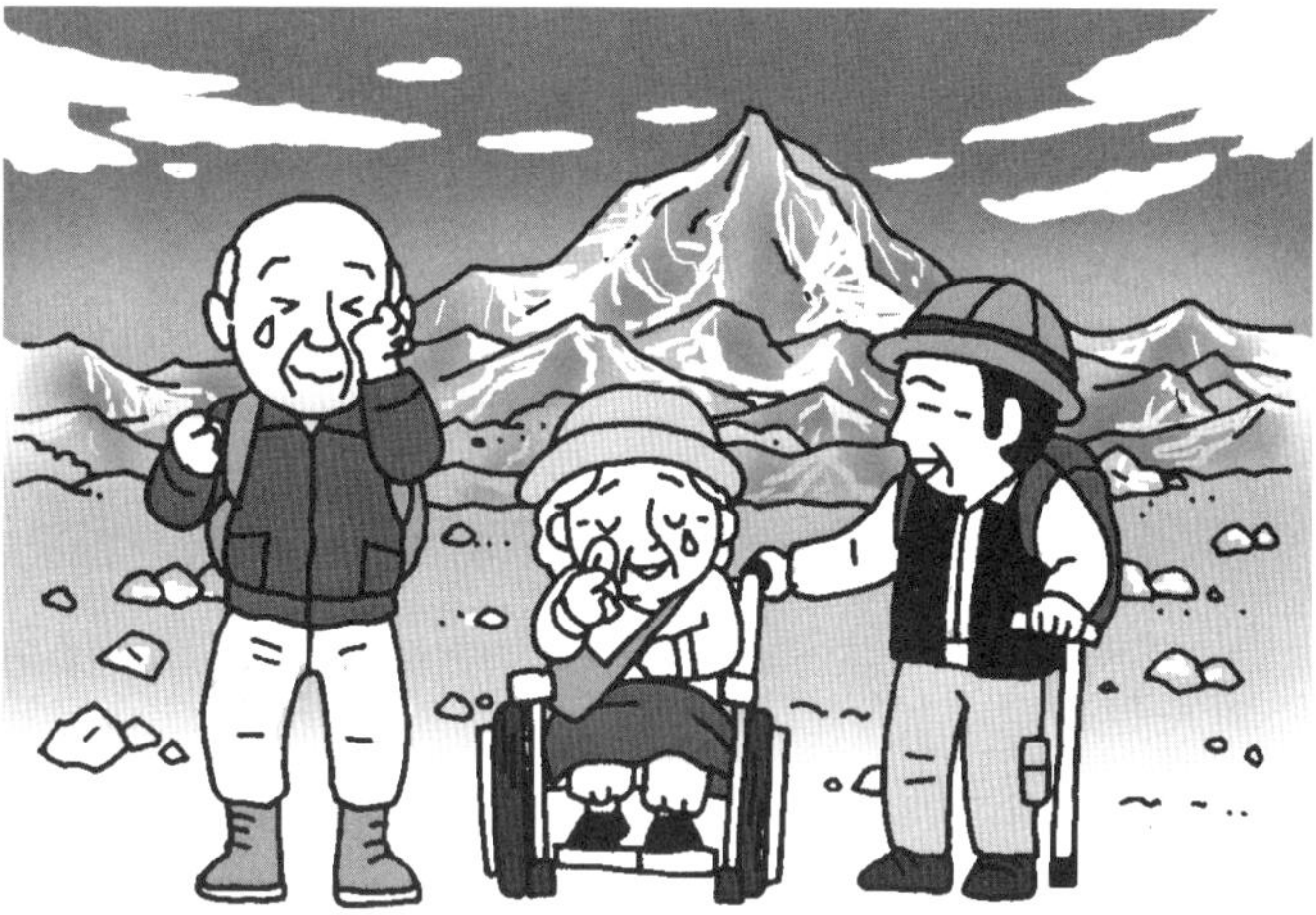

第一回の旅行の苦心談から、『旅は最高のリハビリ！』（エスコアール出版部、二〇一〇）という本を上梓するため、当時参加された人たちと座談会が開かれた。この本の前に、遠藤さんと筆者の対談と、失語症者の家族の人たちの座談をまとめた『対談集「失語症」と言われたあなたへ』（エスコアール出版部、二〇〇八）と題する本が上梓されている。これらの印税はすべてＮＰＯ法人全国失語症者の会連合会に寄付されるので是非購読してほしい。

元気な人は先々に目的があって、それに向けて準備をする。病院を新たに作ろうという先生方や、施設運営の改善を考える人も先々のことを考える。スタッフもそれに向けてそれぞれの領域での努力をする。これらはすべて未来に成し遂げることを目指している。元気な人ほど目標が大きく、それは遠い未来にある。

障害をおうと、障害者の気持ちは時間的にも空間的にも萎縮している。今日一日を過ごしかねている。診療にかかわること以外予定がない。世界の環境問題などにはおよそ関心が向かない。元に戻ればと考えだすと、その思考のベクトルは過去に向いてしまう。

元気が出ないのは気持ちが前向きにならないからだ。前向きとは、空間的にも時間的にも遠くに関心が向くことである。旅は思いつきではできない。計画することで先を楽しみに思う。実行すれば行動空間が一気に広がる。振り返るのは元の元気な姿でなく、障害をおってから生まれた新しい思い出である。このような心の揺さぶりを起こすことは他にない。小さな旅、大きな旅。どのような旅でもよい。必ず生きていてよかったと思える。「旅は最高のリハビリ!」である。欠点は唯一つ。少々出費がかさむことだけだ。

# 第五章

# 「生」

## いきいき、のびのび

## 一話　星名《せいみょう》？

この「星名」といい、次の「お棺は意外に狭かった」といい、抹香臭い話で恐縮だがこれは筆者の信念（？）に近いことなのである。まったく関係はないが、二〇〇七年四月の統一選挙のニュースで、福島県のある村で四四年ぶりに村長選挙が行われるというニュースがあり、その二人の村長候補が同じ「星」という名字で、その村には星さんと橘さんという名の家が圧倒的に多いと聞いて、またぞろ「星名」を思い出した。

筆者は戒名に反対ではないが、お墓を作ることにずっと違和感を持っていた。これから大勢の人が死に、子どもが少なく、未婚率が高い時代にお墓を守る人を確保できるか、ということからだ。先行き、自分で移動できないお墓の多くが捨て去られると予想され、それが忍びないのである。

かつて住んでいたマンションの近くにお寺があり、古びた墓石を裏門の脇に積み捨ててある光景を散歩のたびに目にして不快に思っていた。もちろん無縁仏だろうし、お寺にはお寺の事情があると思う。またしっかり供養をなさってからそうしたのだろうが、目にする者にとってはいかに他人事とは言え、気持ちのよいものではない。

言い訳をするのではないが、水戸に住んでいる筆者は香川県の高松市にある大田家のお墓へお参りするのが不便でついつい足が遠のいてしまう。他の用事で近場に出かけた折に掃除をするぐらいである。周囲のお墓がきれいに手入れされていると、ご近所の手前ご先祖様も辛かろうと思うがいかんともしがたい。息子の代になるとさらにどうなるか知れたものではない。筆者が入っても、おそらくお参りしてもらえるとは思えない。この墓も、いずれどこかに積み捨てにされるだろう。

先祖を大切に思う心は大切だ。先祖に感謝し、したがって親を大事にする。だから老人の介護がきちんとなされる。この考えは老人福祉を整える基本である。それがそうでもなく、老人介護が日本人の心の中でこれほど負担になったのは、固定されたお墓のせいだと筆者は確信している。先祖に感謝する機会が激減したからだ。ご先祖様を日ごろ大切に思うにはどうしても身近に墓がなければならない。仏壇でいいではないかという

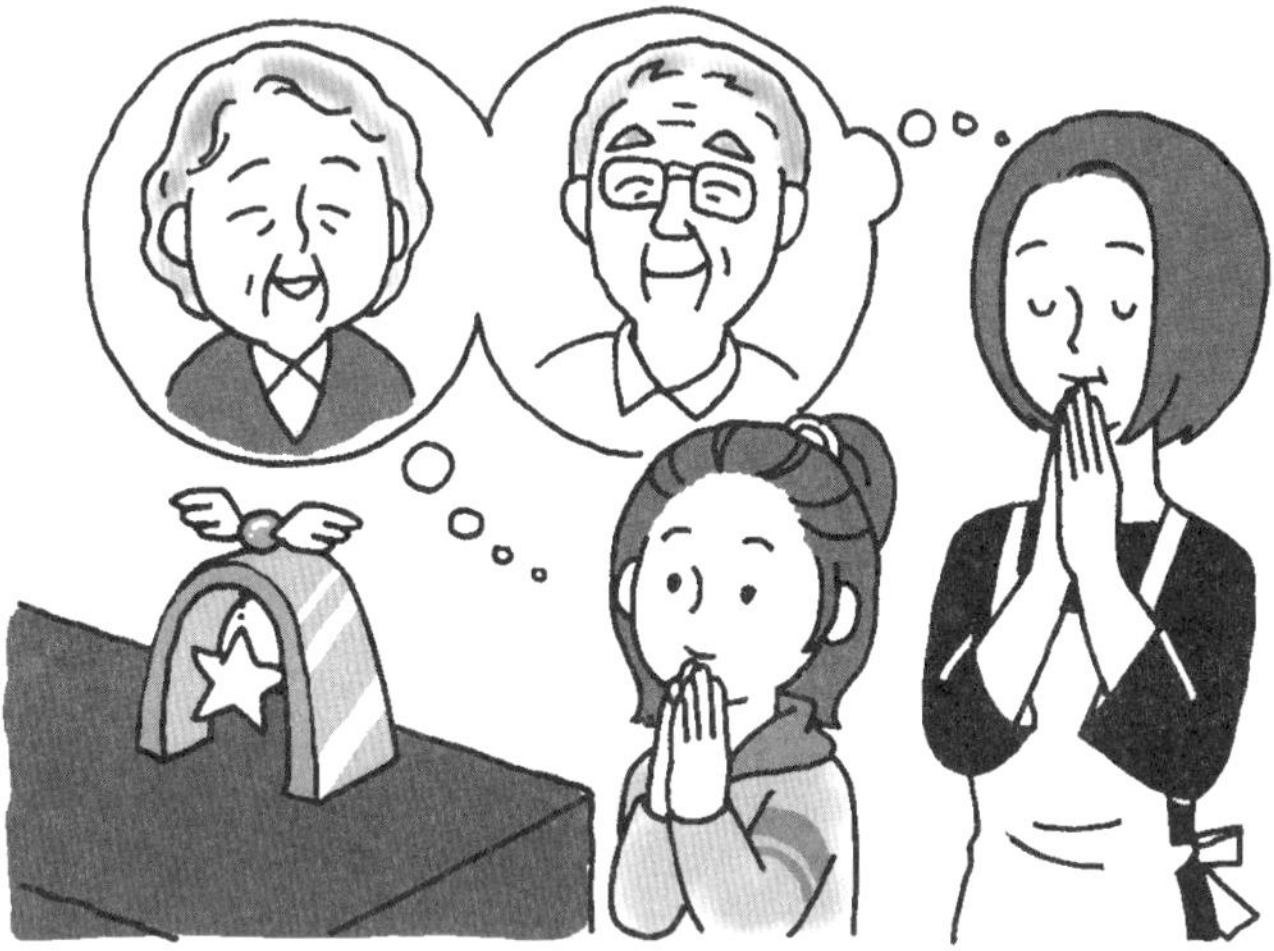

人もいるが、狭いマンションではそれを置く広さはない。
そこで筆者の案は、先祖を敬う象徴として身近に手ごろな置物すなわちオブジェを置く。彫刻でもガラス細工でもよい。捨てがたい綺麗なものにする。子どもにはレプリカを持たせる。それには戒名でなく星名をつけ、朝な夕なに手を合わせる。元来戒名は修行した僧侶に与えられるものだから、自分で気に入った名前をつけ、みずから星になる。そもそも命は宇宙のどこに起源があるのか。星の一つである地球に不思議に生命が誕生し、希有なる確率で自分が存在する。だから「星名」というのは気が

利いているではないか。自分の星名は「大田星座高松生仁史星」。少し長ったらしいが分かりやすいと思う。葬式はせず、できれば海に散骨する。

それにしても、なぜ筆者はお棺に入ってみるとか星名をつけるとか、奇妙な言動が多いのだろう。といろいろ考えたら原因が分かった。それは二〇〇一年六月一日の手術によるものと思われる。この時、本当は死んでいたのだ。以来の余命は夢幻の中の世界なのかもしれない。

尋常ではない腹痛に襲われ、観念して外科医の友人が院長を勤める病院で手術を受けることになった。診断は上行結腸にできた憩室炎が破れて急性腹膜炎および腹膜下膿瘍であった。

「これが切除した腸だ」と友人がトレイに入った私の分身を無造作にピンセットでつかみ上げて説明してくれた。何だか黒くて汚らしい感じがした。「ああ、こんなに腹黒い人間だったのか」。

命拾いをして今日に至っているが、爾来、腹筋を利かせるとへそが右に偏る。腹黒いのは治ったがへそ曲がりになった。「大田星座仁史臍曲星」なのだ。

# 二話　お棺は意外に狭かった！

親しい田舎の住職が声をはばかるように筆者の耳元で囁いた。

「先生ね。先日、ある檀家さんが亡くなって呼ばれたんですよ。ちょうど知り合いの葬儀屋も来ていましてね」

「それはまた段取りがいいことだ。連携がよくとれている」

「忙しいから手伝ってくれって、葬儀屋にお棺の蓋に釘を打つのを頼まれた」

「へー、田舎のお寺さんはそんなこともするんだ。えらいねぇ」

「それが先生……」

和尚は筆者の顔を下から覗くようにだんだん上目使いになった。

「……仏さんの膝が邪魔して蓋ができない」

「それでどうしたの？」

「しかたがないので太めの釘で思い切って叩いた……。そしたら、ぐしゃっという嫌な手ごたえがあって……。先生、膝潰れたですかねぇ」

「変なこと訊かないでよ。自分で分かってるくせに。それより、きちんとお経をあげたの?」

「いつもより、少し長めにしておいた」

こんな話もある。ある学会の懇親会の席で、開業している女医さんが眉をひそめて、

「私は一生あのいやな感触は忘れない」と言って話してくれたことだ。

往診を頼まれた先のおばあちゃんが亡くなって、手を組ませてあげようと腕を少し引っぱったらどこの骨かぐしゃっといった。その感触のことなのである。

こういうことが起こるから終末期のリハビリの考え方が必要なのだ。全人権的回復を謳うリハビリが、ご遺体に責任が持てないようでは情けない。脳死の人でさえ生き永らえさせられるほど医療が進んだのだから、リハビリの語源である〝habilis〟が意味する「らしく」についても、主体的に生活が送れない人が「身体として人間らしくある」まで踏み込んで考える必要がある。

それにしてもお棺の中があんなに狭いとは、入ってみるまでまったく知らなかった。お棺の話を聞いては、その狭さがずっと気になっていたので、水戸市の大手のお棺メーカーに仕様と寸法を問い合わせた。もちろん最終的には火葬場の焼炉の入り口によるので外径には制限がある。われわれ使用者(?)側から言わせてもらうと、内のりは広いほうがよい。

三社から回答があった。二社のお棺は内のりと外枠の寸法がはっきりしなかった。一社だけが両方の寸法を書いてあった。その中で最も大きいお棺は、長さ一九五〇ミリメートル、幅五五〇ミリメートル、高さ三九八ミリメートルだった。長さはよいとして幅と高さは数値で言われてもピンと来ない。そこで厚いフェルトで実寸の箱を作って、入ってみた。

思ったよりずっと狭いのである。だいたい寝返りができない。もっともお棺の中で寝返りは必要ないのだが、ちょうど昔の三段式寝台列車の最上段で横になった感じである。筆者の身長は一六七センチメートル、体重は六四キログラムだから、BMIもそこそこの体つきだ。であるのに、胸の前で手を組むと腋を締めなければ肘がお棺の横板に当たる。膝を軽く曲げて股関節を少し開排位にすると、膝がやはり横板に当たってしまうのである。しかしこの経験でご遺体はどの程度までROMを維持して置かねばならぬかがよく分かった。

スタッフに一度入ってみるように勧めているが、誰も気味悪がって入らない。縁起が悪いと言うから般若心経を写経した紙を敷いたがそれでも入ってくれない。人間必ず入る所だから知っておくと、亡くなってから手足を折られなくて済むかもしれないのに……。

## 三話　目標があれば我慢ができる

北京オリンピックのマラソンで、日本で鍛えられたワンジル選手が優勝した。彼の気持ちを支えたのは日本で学んだ先生の言葉「我慢」だったとか。今の日本では我慢ができない子どもが多いというが、子どもだけでなく大人もすぐ「切れる」のがいる。切れるとは頭のヒューズが切れるのだろうが、かつては「頭が切れる」といえば秀才のことであったのに、と思うと変だ。

生来我慢強い人もいるだろうが、置かれた状況や人間関係にもよる。これは高次脳機能障害の人であっても、一般の人であっても、人間であるかぎり共通した心の動きである。どのような時に我慢ができて、どのような時に「切れる」のか。社会心理学的に言えば人間が持つ基本欲求が満たされていないと、我慢しにくいのだ。自尊心、承認欲求、愛情欲求、所属欲求、成就欲求などの人格的欲求が満たされていないと危ない。

東大の初代のペインクリニック教授の清原迪夫先生は、はだしでテニスをプレイ中、火のついた吸殻を踏みやけどをする。その後が悪化し黒色腫（メラノーマ）になってしまう。皮膚科の教授は「先生、お分かりですね」ということで、股関節離断術を受けることになった。運悪く、鼠頸部リンパ節に転移が進み、放射線治療を受けたが、その後激しいカウザルギー（灼熱痛）に襲われる。それを記録しようと試みたが、あまりの痛さに気絶することもあったという。

そのような時、病室を訪れる看護婦（師）によって、痛みが和らいだ気がするときと、余計に痛くなったときがある、と『痛みと闘う』、『痛みの周辺』（いずれも東京大学出版会）に書いておられる。その先生が、余命も長くないことを知ったうえで、自らも痛みと闘いながら外来を再開されるのである。その経験からの述懐である。

「元気であったころは、痛みを訴える人が見えると、その診断を考え、薬、ブロックの手法を考えていた。自分も痛みに苦しみながら、患者さんを診ると、痛みの診断の前に、痛みで苦しむ患者を全体として受け止め、共感することができた。すると、自分が元気な折に使用していた鎮痛剤の量と自分も痛みに耐えながら治療を再開した後の量を比べると、はるかに後のほうが減った。患者は治療者が共感することで耐える力が増え、我慢できるのである。東大の教授ともあろう者が死を間際にしてこのようなことに気がつくとは慙愧にたえない」、という趣旨のことを書いておられる。

先生も痛みに苦しんでいるのだから、痛みを訴える人とはまさに「ピア」の関係だ。だから、特別な言葉を使わなくても相手の気持ちを理解できる。これを身体的相互了解という。健常の者にはそれは無理だから、頭で必死に考え理解に努める。これは言語的相互了解というのである。

清原先生は、我慢には「共感」が大切だ、と言われている。筆者流に共感を考えると、「あなたの気持ちが分かる」ということと、「分かっているということをあなたに伝える」という二つのことが基本だと思う。分かっているだけでは足りなくて、分かっているということを相手にきちんと伝えること、これで共感が成り立つのである。

障害をおった人や加齢で苦しむ人の気持ちを理解し、理解していることを伝える。これはコミュニケーションの取り方によるから、簡単なようで難しい。言葉だけでなく表情や手振り、身振りや体の向き、下肢の動きや位置、などが影響する。相手との距離なども微妙に関係するから、気持ちを伝えるという作業は半端ではない。

おそらく障害者や高齢者は日常我慢することばかりだろうから、少しでも我慢が続くように、リハビリ関係者もよほど心しなければならない。

## 四話　「神用語」と「老人力」

「老人力」と言ったのは赤瀬川原平さんで、同名の本（『老人力』筑摩書房、一九九八）に、物忘れが多くなったことを「老人力がついた」と書いてある。赤瀬川さんの趣旨はアンチエージングの力ではなく、年相応になることを話したのであって、高齢者がいたずらに若返りや右肩上がりの能力アップに気を揉んでいるのを揶揄したのである。この「力」を誤解して世の中に「力」のついた書籍がごまんと出て、ベストセラーになった本も多い。ご時世ということもあるから、リハビリを社会に知ってもらうには、これにあやかって「リハビリ力」などの本があってもいいかもしれない。

それはさておき、昨今の右肩上がりでないと気が済まない風潮は、筆者のような右肩下がりの高齢者には結構気分的に嫌である。おそらくそういう人が多いのに当て込んでアンチエージング商法が幅を利かしているのだろう。「老人力」はそんな社会風潮を揶揄したものであって、高齢者へのまなざしがやさしい。

何で読んだのか記憶にないが、たしかアイヌ語に「神用語」という言葉があるそうだ。神様のお告げのようにも聞こえるし、えらい人の「天の声」のようにも思える。しかしそうではなく、高齢者が少々訳の分からぬことを話したときに使うらしい。今風にいえば認知症の年寄りが自分の世界に入り、他人に理解できないことを呟いている状態と言えようか。アイヌではそういう状態に入った高齢者が話すことを神様の言葉というと言うのであるから何ともうれしいではないか。死ぬ前に神様なのだ。

さて「老人力」であるが、物忘れが多くなった、というより記銘力が低下したのは自分でもよく分かる。記憶は記銘力から落ちると言うし、記憶と表裏の忘却については最近のことほど忘れやすいというから、まさに最近「老人力」に磨きがかかってきている。そういうふうに考えると、身に着いた「老人力」はたくさんあるように思う。

博多の聖福寺の一二三代目の住職であった仙崖和尚は「老人力」全般を「老人六歌仙」に読み込んだと言える。詳しく知りたい人はインターネットでも紹介されているので調べてほしい。その一つに「手はふるう　足はよろける　歯は抜ける　耳は聞こえず目うとくなる」というのがある。まさに「老人力」の身体版だ。

その中でも、筆者に笑えないのが「耳は聞こえず」である。七十歳を過ぎたころから耳なりが続くようになり、同時に急速に聴力が低下してきた。高齢者は高い音が聞こえにくくなると言われているが、低音性難聴のようで男性の低い音が最も聞こえにくい。日常の生活であれば、聞こえないことはたいしたことではないと知らぬふりですむが、困るのは会議の座長やシンポジウム、講演の後の質問である。補聴器もいくつか試しているものの、値が高いばかりで合うものに当たらない。また、マイクの音は補聴器が時差で捉えるため、こもって聞きにくい。話し相手が正面を向いて少し大きめの声であれば好都合である。

声はボールのようなもので、相手に投げるときは適当な強さで投球しないと相手には届かない。後ろ向きではなおのことだ。補聴器を着けて話すと声が小さくなるらしく、体調が悪いのかと問われたこともあった。補聴器を使わずに会話すると大きな声になっているらしい。相手に迷惑をかけているに違いない。難聴者の苦労はこんなものではなかろうが、にわか難聴者も結構苦労が多い。「老人力」がついても努力はいる。楽な人生はないのである。

# 五話　「ばらの空間」

愛媛県の加戸守行元知事には、酒を飲むたびにからかわれる。

「愛媛県の産物には愛がある」、と。

そういえば松山空港に下りるといたるところでこのコピーを目にする。確かにきれいなコピーだ。しかも愛媛県と愛知県しか使えないのが憎い。

「先生、茨城産の物には？」

「茨……」、ふむ？

酒の力を借り、茨城県の威信にかけて反撃にでる。

「……確か、リルケがビンスバヴァンガーの詩を引用しながら……」

知事は文科省の出身だからきっと知っているだろう。だが、聞こし召しているのでもう止まらない。

小泉純一郎さんが総理になったからということではないが、日本も市場・競争主義がいっそう厳しくなってしまった。それに経済優先の傾向が色濃くなってしまったので、競争に太刀打ちできず、財力のない者は生きていくのが息苦しい。うつ病が多くなるのも無理はない。会社で成績を上げるには遅刻などしちゃあならんし、その会社だってうかうかしていたら乗っ取られてしまう。今や油断も隙もないご時世なのだ。

東京のラッシュアワーはそんな社会で働く企業戦士、言わば「われ先人間」でいつも半端でない混みようだ。年寄りや障害者は弾き飛ばされる。押し合いへし合いの中では作用反作用で自分だって押しているのに、押されると隣の奴が押していると錯覚してしまう。この空間争奪戦のような満員電車。競争社会はこの満員電車の車中に象徴されている。変態かスリでもないかぎり、この満員電車の中が居心地よいと思う奴はいないだろう。

さて、物産豊かだが「茨」と言われた茨城県。幸いと言うか不幸と言うか、県花は「ばら」である。ばらの茎にも棘がある。棘だらけだ。「茨」に「棘」か。しかし、ばらの蕾が次第に膨らみ、その空間を広げていくとき、誰もばらに空間を奪われたとは思わ

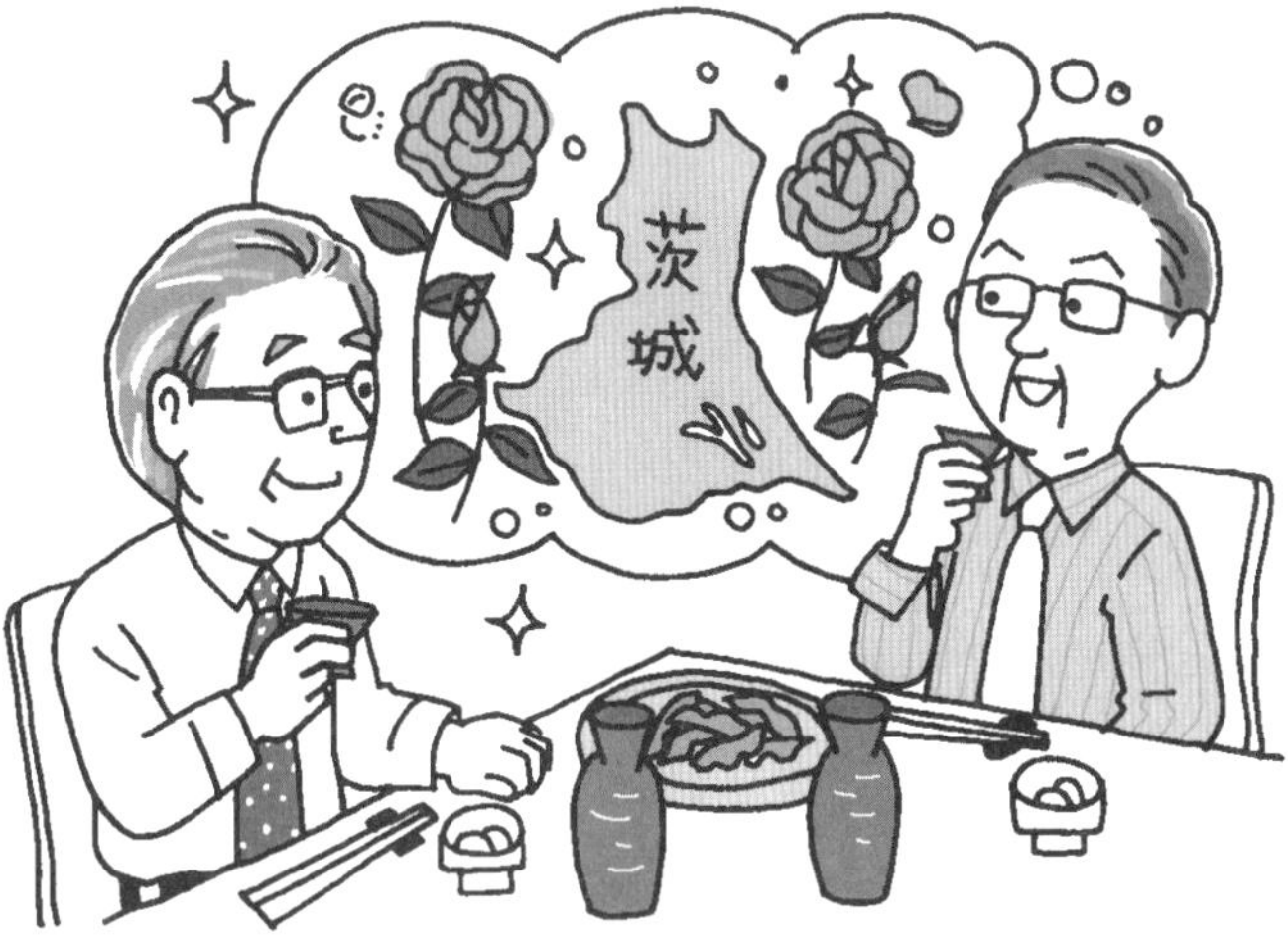


ない。ばらは蕾を膨らませながら他者の空間を奪うのではなく、他者と共有できる空間を創っていく。これを創造される空間、愛の空間、天使の空間、ばらの空間と言う。

「なるほど、茨城の物産は愛の空間で作られているんですなあ」

さすが知事さん。売ったけんかをさっと引っ込めて、「愛」のこもった肴で一杯、となった。

心を許した趣味の仲間といるときは努力しなくても自然に「ばらの空間」はできる。しかし、社会生活をしている以上、仕事で人と競争することも張り合うこともある。厳しい議論をするときにこそ互いが「ばらの空間」を意識していることが大切なのである。医療でも盛んに連携やチームワークが強調されるが、よいチームワークはそのような空間でなされるのではないだろうか。

加戸知事は、二〇一〇年一一月三〇日で一二年の知事生活に終止符を打たれた。一二月に、『ふるさと愛媛に愛と心を「加戸流県政改革」三期一二年』(愛媛ジャーナル、二〇一〇)という一二年を回顧する本を上梓され、送ってくださった。本は、「これからは、道子と楽しい日々を過ごす」という「愛」に満ちた言葉で結ばれていた。本当に優しい知事さんだった。今度お会いしたときは、「茨城産には……」という話にはならないだろう。

## 六話　鶴見和子さんの死

社会学者で、脳卒中と闘い続けた鶴見和子さんが二〇〇六年七月三十一日に亡くなった。後で知ったことだが、大腿骨の骨折でリハビリを受けていたという。それでも文筆活動を続け、多田富雄さんとも往復書簡のやりとりもなさっていた。本当のリハビリテーションに出会って、という副題のついた『回生を生きる』(三輪書店、一九九八)という対談書で、上田敏さんと大川弥生さんによって、「回生の花道に導かれた」と書かれている。一時、両先生が命名された目標志向的リハビリテーションの象徴的な人であった。

鶴見さんは、不自由な体で、季刊誌の『環』という文芸、歴史、芸術などの専門誌に連続随想を書かれていた。その最新号(二六、二〇〇六、藤原書店)に「老人のリハビリテーションの意味」と題し、二〇〇六年四月の診療報酬改定で、リハビリの日数上限切りのことに触れ、リハビリに捨てられたと亡くなる間際に述べておられる。少し長くなるが当事者の生の声なので一部を紹介する。

「老人保健法（筆者注：診療報酬制度）による老人医療の改正がこの四月から実施された。このことについて、私が現在暮らしている高齢者施設に、理学療法士を派遣してくださっている二つの病院の整形外科部長から、つぎのような趣旨の説明があった。

八十歳以上であって、大腿骨骨折の手術をした老人は、リハビリテーションをやっても回復の見込みはないから、無駄である。そこで、これまで毎月二回していたリハビリテーションを、三カ月間だけは月一回にする。その後は自主リハビリテーションとする。

これは小泉さんの政策です、と付け加えられた。（中略）

前に書いたように、私のような条件の老人は、リハビリテーションをやっても機能が全面的に回復するのは困難である。しかし、リハビリテーションを続けることによって、現在残っている機能を維持することができる。つまり、老人リハビリテーションは、機能維持が大切なのである。もしこれを維持しなければ、加齢とともに、ますます

機能は低下する。そして寝たきりになってしまう。（中略）

老いも若きも、天寿をまっとうできる社会が平和な社会である。したがって、生きぬくことが平和につながる。この老人医療改定は、老人に対する死刑宣告のようなものだと私は考えている。（二〇〇六年六月十五日）」

老人にこのような悲しいことを言わせる国が「美しい国」なのかと思う。またリハビリのことでこのように語られたことも関係者として辛い。

筆者自身は、老人の身体へのリハビリの三原則を定め、戒めとしている。①短期間で効果を判断してやめないこと（やめるとすぐに能力が低下するから）、②改善しないからといってあきらめないで続けること（もともと能力は低下しているのだから）、③最期まできちんと見とどけること（放置されると悲惨な姿になる恐れがあるから）。

介護予防にまでエビデンスを問われる時代になった。その目的をどこに置いているのかが筆者にはよく分からない。高齢者はいくら良い介護をしても、またいくら関節可動域の改善などの要素的な訓練をしても最期は近い。それでエビデンスを出せと言うから、筆者は「減点死体」で評価するということを言うのである。文句あるか、と言いたいところだ。
鶴見さんは、この『環』の冒頭に「予兆」という題の二首の歌を記している。
政人《まつりびと》　いざ事問わん老人《おいびと》われ　生きぬく道のありやなしやと
ねたきりの予兆なるかな　ベッドより　おきあがることできずなりたり

## 七話　リハビリテーションと相撲の心技体

貴乃花親方の理事就任、朝青龍横綱の引退と相撲界が大揺れしていた微妙な時期に、大鵬親方と対談することになり、娘婿の貴闘力が率いる大嶽部屋の隣の自宅を訪ねた。作業療法士の澤俊二教授（藤田保健衛生大学）が、親方が脳梗塞で倒れたときに受け持ちになったことが縁で実現した対談である。三輪書店の青山智社長以下五人の大部隊が押しかけたので、対談ではなく座談会のようになった。

筆者の世代では、若いころ、大鵬と言えば「巨人、大鵬、玉子焼き」と言われ、国民的な英雄の大横綱であった。親方は二〇〇九年、文化功労賞を受賞されている。

筆者は親方に訊ねたいことが二点あった。一つは、相撲道でいう心技体の中で何が一番大切か、もう一つは「かばい手」が現在の相撲で存在しているかである。「かばい手」とは、決まり手ではなく、相手をいたずらに傷つけることがないように、勝負が決まったと思われる時点で先に土俵に手をついてもそれは負けにならない、という手である。

心技体について訊ねると、親方は「心が一番です」と即座に答えた。理由は、力士は相撲のあらゆる動きを身にしみつくほど体で覚えなければならない。そのためには「押せば押せ、引けば押せ」ができる体を作る鉄砲と、粘りの足腰を作る「しこを踏む」ことが基本である。これで力士の体が作られる。後は、一番でも多く稽古相撲をとる。そして最後にぶつかり稽古。こうやって、体に相撲を覚えこませる。土俵上であれこれ考えて、それができることはない。体が覚えていることしかできない。負けるのは稽古が足りないからである。体を鍛えているようであるが実は心を鍛えている。親方は、横綱になってからも鉄砲を一日二〇〇〇回、しこは五〇〇〇回やったという。これらの単純なことを繰り返すことで忍耐心と克己心が養われる。この忍耐心と克己心が弱ければ稽古にも身が入らない。だから心が一番である。

「かばい手」は自然に出るもので、出そうと思って出るものではない。勝負が決まったら相手を気遣うのは、当然である。「かばい手」と倒れた相手に手を出して助け起こす所作とは一連の流れである。だから、自然にそうなる。最近は、稽古が十分でないうえに勝負にこだわりすぎ、心に余裕がないように思う。必然「かばい手」は少なくなったのではないか。

親方の話は、おおむね以上のようであったと思う。

障害をおった人たちは、障害を自分の生活や人生に包み込んで、自分を駄目にしないように変わっていかなければならない。それは、考えて理解できるようなことではなく、不自由な身体と長い時間をかけて付き合いながら次第に心に落としていく作業だ。新しい生活感覚を身につける術は、実生活で繰り返される「日常」の中にしかないだろう。その感覚は健常なときのものと比べようもなく、障害をおってから身につける感覚である。考え方や行動も同じで、日常の繰り返しの中でしか会得することはできないであろう。それに打ち克つ心が一番である。

障害を自分の身に取りこみ、障害と一体となった体を作り、新たな動作や生活手法を学ぶ。それは単調な日常の繰り返しであるとすると、相撲の心技体はリハビリにおける人の成長ときわめて似ていると思えた。我田引水だが、日ごろ「体を通して心に触れる、心が動けば体が動く」と称している筆者もわが意を得たと思った。

強いものだけに価値があるとする市場原理主義の中で、医療や福祉が後回しになり、障害者に対して社会から「かばい手」が出ないという現実も、相撲と似ているように思えた。

## 八話　能天気一〇カ条

能天気という字をインターネットで検索したら、その検索結果数に驚いた。二〇〇万件を超えるのである。世の中の人はこの言葉に関心があるのだ。

普通能天気と言われると、小馬鹿にされたようだが、「馬鹿野郎！」と言われるより「この能天気！」と言われたほうが、何か罪が軽いように思う。能天気は憎めないのである。むしろあまりぎすぎすした社会にいると、少々能天気にいるほうがよい、という思いさえする。人に能天気！　と言われるのでなく、自ら進んで能天気となり、くよくよ考えないということは、香山リカ氏や鎌田実氏の「がんばらない」気風に似ていて、案外奥深い心理療法に近いのではないかと考えた。そんなことを考えて検索した人が多かったのではないかと思う。

そこで、少し能天気を深めようと二〇〇九年に『そろそろ、能天気―リハビリ医が考えたからだもこころも元気に老いるための10か条』という本を筒井書房から上梓した。売れたか売れなかったのか知らないが、自分では気に入っているのである。その中で、能天気の一〇カ条を作ったのでまじめ一方の読者諸氏にお伝えしておく。別にどうでもいいことなのだが。

①考え上手、②食べ上手、飲み上手、③頑張り上手、④あきらめ上手、⑤頼み上手、⑥笑わせ上手、⑦ほめ上手、⑧聴き上手、⑨オアシス上手、⑩謝り上手。

この一〇カ条をつくづく眺めていると、「ホ・オポノポノ」を思い出した。「ホ・オポノポノ」については、詳しくはインターネットで検索してもらったほうがよいが、要するに、癒しの自己暗示のようなもので、自分の記憶のどこが問題の原因になったのか考えたのちに、次の四つの言葉を繰り返すのである。

①ありがとう、②ごめんなさい、③許して下さい、④愛しています。

四つでなくても一つでもよいらしい。女房の誕生日に飲みすぎて午前様になり、角が出たときの対応とよく似ている。ハワイのほうの言葉であるが、どの国も一緒なのだろう。筆者の作った一〇カ条より簡単でいいのだが、実は能天気一〇カ条にすべて含まれている。

能天気でいるのは、対人関係がぎすぎすして、ストレスをため込まない秘訣なのである。能天気では困るのは政治家と官僚、会社の経営者くらい。自分でないと駄目だと考えるのは能天気の反対の思想で、世の中に自分でなければ駄目なことなどそう多くはない。しかもその多くは、自身のことであるとか家族のことであって、それ以外は代わりが立つのである。代わりが立つようなことなどたかが知れている。このように思えなければ能天気には過ごせない。

一〇カ条で気に入っているのは「頑張り上手」と「あきらめ上手」である。頑張る気持ちがないとへにょへにょとした人生になる。そうならないためには実は上手にあきらめることが必要なのだ。何しろ、人生はすべてオン・オフまたはイエス・ノーの選択の連続なのだから、すべては自己責任である。そこから生ずるストレスは自分自身で選んだ道から来るもので、しかたがない。あきらめることは早くあきらめる。

「かの時に　我がとらざりし分去れの　片への道は　いずこ行きけむ」は美智子皇后さまの御歌である（第三章一三話）。美智子さまでもそう思われるのだから、私たち下々の者がそう思ってもいいのだが、内容が違う。私たちの選択は、たかだか「焼酎か日本酒」くらいの選択だと思えばよい。そして、選択を間違ったと思ったときはあきらめること。そして、「ホ・オポノポノ」で過ごすとよい。

## 九話　糸川英夫「九八プラス二」の人生

雑誌「新潮45」（二〇一一年四月号）で、「『認知症』への恐怖」という特集があり、その中で、ロケットで有名な糸川英夫先生が「ボケへの恐怖『九八プラス二』という人生の方式」という題で特別寄稿されている。その考えは、誰にも、ことに若い人に参考になるので紹介する。

「一口で説明すれば、一日の時間の九八パーセントは、今日、明日のために使う。後の二パーセントは、十年または二十年先のために使うという、人生のタイム・シェアリング方式である」ということだそうだ。これは九八パーセントと二パーセントでなくてもよいそうで、九九・八プラス〇・二でも九九・九プラス〇・一でもよいという。何パーセントかの夢を持ち続けることが大切なのである。

ご自身のエピソードとして、一九四八年から一九九二年の四五年間をかけてまったく新しい発想でバイオリンを作成し、特許を出願したそうである。その四五年間、九八パーセントはロケットの研究や脳波測定器研究試作などの本業をやり、ほんの一部の時間をバイオリン製作に充てていた、という。チリもつもれば山となる。「もう一つのライフワークを持つこと。全力投球しないで、ホンの数パーセントの時間をこれにあて、長時間にわたって、まったく本業とはちがう「夢」の実現にかけること」がこの方式である。この方式で、飛行機会社に勤めながら、プロペラを回転させる複雑な構造の飛行機に疑問を抱いて、「燃焼→反動」というロケットエンジンの夢を持ち続けた。そんなことで糸川ロケットができたのか。

「人生を二つに分けて考える」ことで、「毎日は『食うため』に身すぎ世すぎをするが、ホンのちょっぴり目に見えない夢、野心、野望、ホンの紙一枚の厚さしかない目標を持つ、二重生活方式」でやってきたという先生の考え方を活用すると、若いときからそう考えないと年をとってからは、つもったチリが山にならないことになる。

筆者の七五歳という年齢に照らして考えると、元気であと十年過ごせるとすれば、その期間で到達できそうな夢を考えることになる。しかし、よく考えると、次第に身すぎ

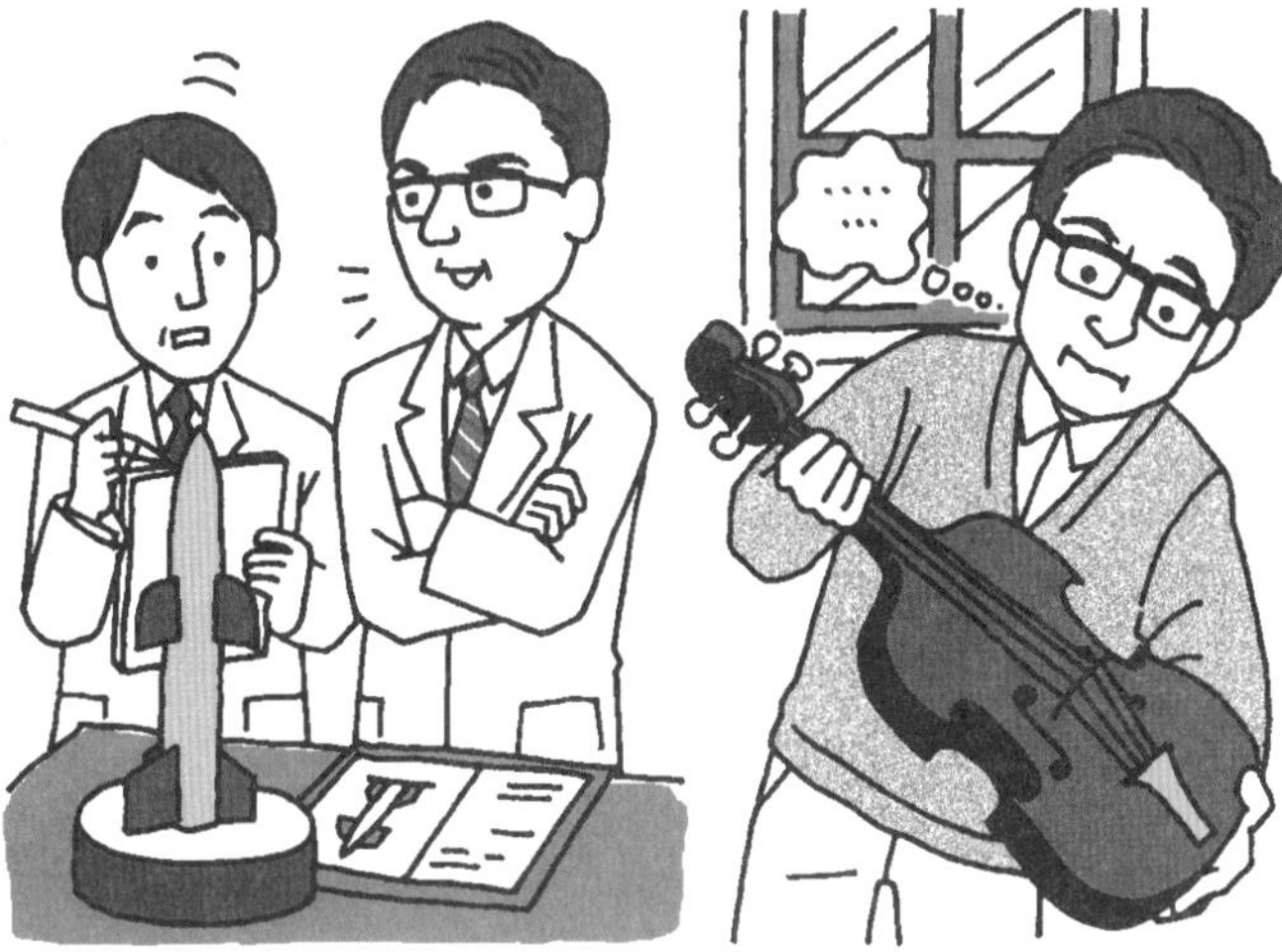

世すぎの仕事がなくなり、年金に変わっていくので少なくなるから、夢のほうに配分を多くできる可能性がある。九八パーセントが、五〇パーセントの半々かもっと少なくなって、「二プラス九八」もしくは「〇プラス一〇〇パーセント」になるかもしれない。一〇〇パーセントのもの、それは何であろうか。業界で言えば、病院や施設を経営しておられる人は筆者のようにはならないで、九八プラス二方式で行けるかもしれない。

この話を家内にしたら、「病院で働いていたときから、地域リハビリとかいって病院以外の仕事を結構やっていたのだから、今の仕事は、本当は二パーセントのほうに当たるもので、それで御給金もらっているのだから、これ以上のことを考えないでまじめに働きなさい」とたしなめられた。そうか、今は本来二パーセントであったことを一〇〇パーセントにしていたのか。

しかし人の望みにはきりがない。今の仕事を身すぎ世すぎと考えたとたん、やはり二パーセントのことを考えてしまう。いやそれは、九八パーセントプラス二パーセントではなく、一〇〇パーセントプラス二パーセントなのかもしれない。それはとても贅沢なことのように思えた。

病院を退院した人の生活のことを考え、病院外で少しずつその仕事をやってきたことが今になって、本業になった。少しは病院のお手伝いをしなければならないか。しかしそれには少々歳をとりすぎた。「周りに迷惑をかけるし患者さんに気の毒」、とこれも家内にたしなめられた。希望を持つのもよいが、引き際というのも左様に難しい。

## 一〇話　一七年目の「寝たきりにならら連」〜写楽・姓億さんの思い出〜

雨と汗と涙で踊りぬいた車椅子の人たちを、演舞場の出口で姓億政明さんはニコニコして迎えてくれた。インタビューを受けていた中学生の女の子は、涙を拭いながら、「車椅子を押しただけだけれど、今年ほど感動したことはありません」と語った。

今年はあれから一七年目。「寝たきりにならら連」は姓億さん率いる新のんき連から恵比寿連に引き継がれた。今は、恵比寿連の子どもたちが先導してくれる。前を行く子どもたちと私たちの間合いを取りながら、時折桟敷席に写楽の顔できめる姓億さんの姿が瞼に浮かんだ。

一七年前、多くの人たちの熱意と努力の結果「寝たきりにならら連」が誕生した。石川富士朗医師が連長。事務局長の久米秀昭さんの縁で青年団が応援に入った。松山市の失語症者の会が大挙して参加してくれた。ＮＴＴがトランシーバーを五台貸してくれた。鳴門市の宿泊施設は夜遅くまで協力してくれた。その道の案内板を立てるため夜道を走った。浴衣、大団扇、提灯も揃った。ホテルでの入浴ボランティアの練習もした。

前日、猛暑の中市内の高等学校の体育館で、姓億さんと新のんき連の人たちが何回も車椅子の運行練習をしてくれた。姓億さんは出陣式に必ず出席してくれて、自分も脳梗塞になって、阿波踊りを踊りたい一心でリハビリに励んだことを話してくれた。わずかに左側に麻痺を残していたが、踊りで見るかぎり、私たちには気がつかないほどだ。

交流会では、最後には自ら踊って見せ、踊りのコツを一つだけ教えてくれた。それは、「足と手を同時に出すが、出す手を少し下げるとうまく見える」というものだ。

姓億さんは阿波踊りでは顔ききだ。市役所前の演舞場での出陣が五番目という格好の順番を取ってくれた。障害がある人たちを参加させてくれる祭りもあるが、どうかすると、邪魔者扱いで、「暗くなると危ないから」といった勝手な理屈をつけて、明るいうちに終わらせられることもある。「寝たきりにならん連」はそんなことはなかった。そして終わると、姓億さんは一人ひとりと握手をして迎えてくれた。

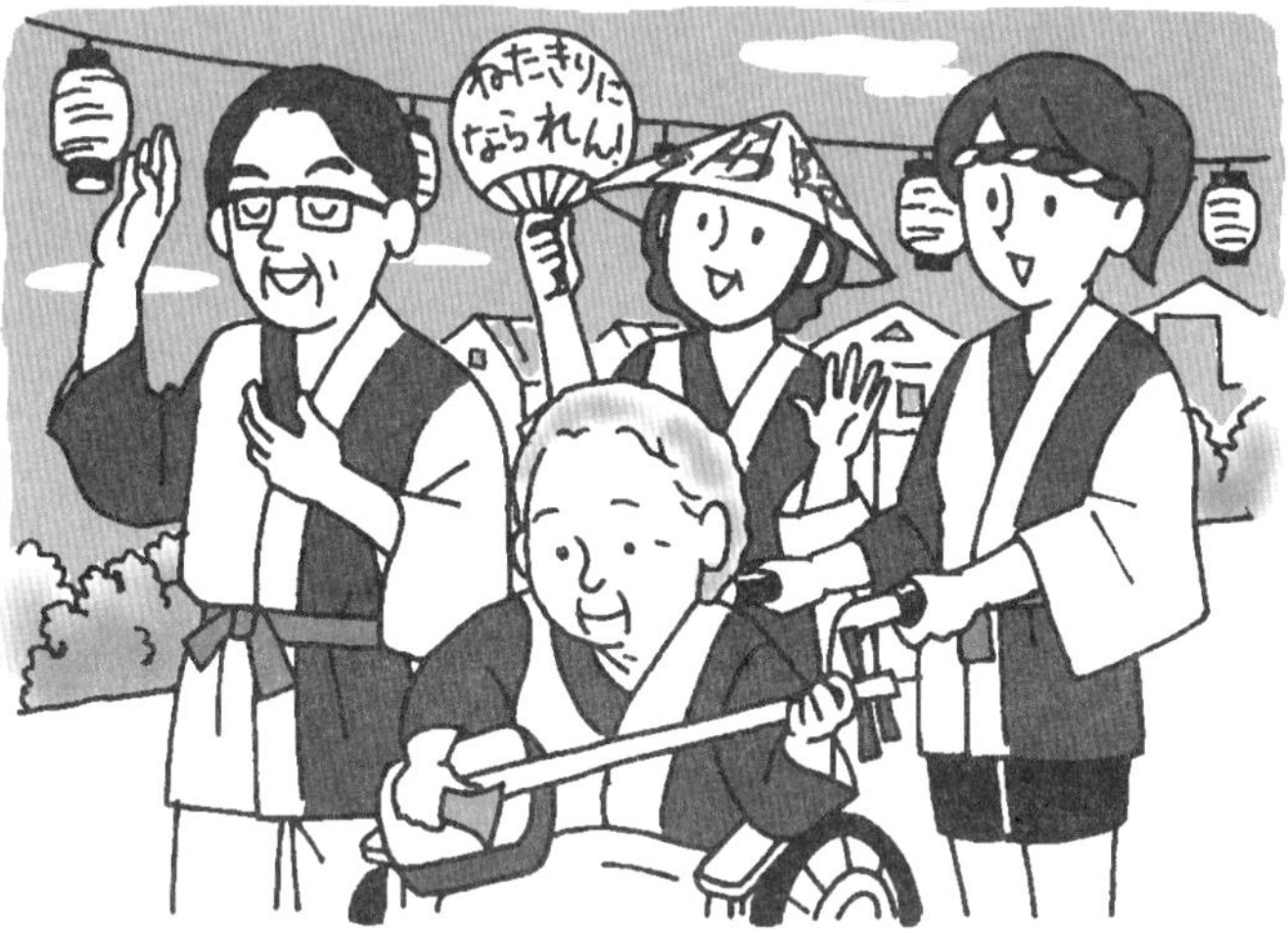


当初、市内にホテルがとれず、鳴門市までバスで移動した。夜の九時過ぎに着くと、それから入浴のお世話をした。夜の食事が終わると深夜一二時を過ぎた。ホテルの人も協力してくれた。打ち上げで、青年団や他のボランティアの人たちは涙を流して達成感に浸った。

こうやって、誕生した寝たきりにならない連は、松山市の野球拳踊りや青森のねぶた、尾道の祭りなどに波及した。

数年前、寝たきりになら連の歓迎レセプションで、姓億さんが、「今年かぎりで新のんき連の現役から引退する」とほのめかされた。「年だから」と寂しそうだった。いつものように自身の闘病談を語り車椅子の人を励ましつづけてくれた。そしてまたいつものように踊りのコツを一つだけ話し、写楽のポーズをきめて壇を降りた。

その姓億さんは、二〇〇七年十二月に肺炎で亡くなった。今夏は新盆の阿波踊り。恵比寿連の子どもたちに先導されながら踊りぬいたが、姓億さんが天国から降りてきて、一緒に踊っていてくれているように思えた。

## 一一話　万歳！「訓練人生」

テレビで、免疫学者多田富雄名誉教授と奥さんのやり取りが放映された。その中で、先生がとろみをつけたウイスキーの水割り一杯をせしめるシーンには笑ってしまったが、摂食嚥下のリハビリもここまで来たかとうれしくなった。その先生がある全国紙へ「リハビリを止めろとは死ねということか」という意見を寄せた。二〇〇六年度の診療報酬改定で、定められた期間が切れればリハビリを中止するということへの反論である。なぜこのようなことを当事者に言わせなければならないのか、随分国も冷たいことをするものだと情けなく思った。

霞ヶ関から次々出される制度改正や政省令は、出来上がり像を見せないパッチワークのようで、しかもその小さいパッチばかりが矢継ぎ早に出てくるので現場は大混乱を起こす。全体像が分かれば国民も我慢できようが、それがないから愚痴も言いたくなるのだ。下衆の勘ぐりでは、国はお金の枠を決めて、そこにいろいろ「金」パッチを詰め込もうとしているのだろう。だから窮屈になる。科学技術に伴って進む医学が医療ニーズを拡大させ、リハビリや介護ニーズに及ぶのは当たり前で、その拡大するニーズを上手にパッチワークしていくのが政治家の力量であり、官僚の知恵である。お金でパッチワークするのは少なくとも医療者の仕事ではない。

それはさておき、多田先生にこのような辛い思いをさせたのは「漫然として続ける訓練人生」は駄目だとする考えが霞ヶ関のベースにあるからだが、このような傲慢で冷酷な言葉を造った人は医療人ではあるまい。しかし天下の公僕である霞ヶ関人が世間を相手にこんな不用意な言葉を使うわけはない。「貧乏人は麦を食え」と言ったばかりに解散した首相もいたのだから。犯人探しはどうでもいいのだが、「漫然」という意味もはっきりしないが、ちんたら生活している筆者はドキッとした。うかつに「生活リハビリ」などとは言うまいぞ。まして介護されている人は「介護人生」を送るなと言われるに等しく、九八歳まで頑張って介護を受けている母親に「生きるか死ぬかはっきりさせろ」と迫るようで、とても口にはできない。努力している人をこのような冷たい言葉で十把一絡げに誹謗するのは常識人にあってはならない。

維持期のリハビリは、人生をかけて継続的に続けなければならない、と筆者は思っている。骨折が治癒した後などは期間限定でよいが、もとに戻らぬ障害をおった人にとって、継続・断続的なリハビリ（訓練）は慢性疾患者の薬や腎不全者の透析のようなものなのだ。人によって頻度や量は違うが、止めるわけにはいかない。この人たちに薬を止めろとか透析をするなとは言えない。リハビリも同じだ。しっかりしたリハビリの技術やアドバイスを断続的に受けて人生を全うしてほしい。障害者にとって「訓練」と「人生」は死ぬまで切り離せない。さもないと「生活不活発病」とやらの訳の分からぬ新たな病気に罹る危険性がきわめて高くなる。

障害者には「訓練人生」を大切に考え、油断するなと言いたい。それには集団で身を守ってほしい。実はこの「集団」も国は診療報酬制度で何の根拠も示さずぶっ潰した。集団にいてこそ見える自分があるのに。筆者が言いたいのは、「霞ヶ関人よ、漫然と『予算人生』を送るな」である。

多田先生は二〇一〇年の春、癌で亡くなられた。亡くなる四日前にＮＨＫの取材で

「寛容」という言葉を残された。その先生がその半年前、「失語症大会IN首都圏」で失語症者にエールを送ってくれた。お目にかかったとき、もう「胃瘻にします」とおっしゃった。食事に時間がかかりすぎ、残された時間がもったいないからと言うことであった。とても悲しかった。

## 【参考図書】

### 第一章

1）大田仁史：介護期リハビリテーションのすすめ、青海社、2010
2）大田仁史：講演集②「住民参加の介護予防」、荘道社、2009
3）大田仁史：講演集⑥「地域リハビリテーションの本質」、荘道社、2010
4）大田仁史：地域リハビリテーション原論Ver.5、医歯薬出版、2010
5）青木新門：納棺夫日記、文春文庫、1996
6）百瀬しのぶ：おくりびと、小学館文庫、2008
7）熊田紺也：死体とご遺体、平凡社新書、2006
8）高村光太郎：人の首、昭和文学全集4巻、小学館、1994
9）池澤康郎：身体のエステティク、ポーラ文化研究所、1982
10）大田仁史：団塊と介護、講談社、2011

### 第二章

1）高齢者リハビリテーション研究会：高齢者リハビリテーションのあるべき方向、社会保険研究所、2004
2）大田仁史編著：集団リハビリテーションの実際、三輪書店、2010
3）大田仁史：脳卒中者の集団リハビリテーション訓練の13原則、三輪書店、2010
4）大田仁史：介護予防、荘道社、2000
5）大田仁史：介護期リハビリテーションのすすめ、青海社、2010

### 第三章

1）南雲直二：社会受容、荘道社、2002
2）有吉佐和子：恍惚の人、新潮社、1972
3）山口晴保：認知症の正しい理解と包括的医療・ケアのポイント、協同医書出版社、2005
4）J, A, シング著、中野善達、清水和子訳、福村出版、1977
5）多田富雄：寡黙なる巨人、集英社、2007
6）村田恒有編著：友人たちの2010年かく迎えり（皆川晃慶：あれから13年…今私は…「膀胱がんと闘って」）、世界書院、2010
7）正岡子規：病床六尺、岩波文庫、1927
8）岸本英夫：死を見つめる心――ガンと闘った十年間、講談社文庫、1973
9）川口淳一：リハビリテーションの不思議、青海社、2006
10）宗像恒次：健康と病気の社会・心理・文化の背景：行動科学から見た健康と病気、メヂカルフレンド社、1996
11）ガブリエル・バンサン：アンジュール　ある犬の物語、BL出版、1986
12）ガブリエル・バンサン：老夫婦、BL出版、1996

13）皇后陛下御歌集：瀬音、大東出版社、1997

## 第四章

1）リチャード・ドーキンス著、日高敏隆他訳：利己的な遺伝子、紀伊国屋書店、1991
2）村上和夫：生命の暗号、サンマーク出版、1997
3）細川　宏：病者・花、現代社、1997
4）土本亜理子：やさしさのスイッチが入るとき、三輪書店、2007
5）石川啄木：一握の砂・悲しき玩具、新潮文庫、1952
6）大田仁史：講演集④「言葉を越えて、自分の世界をつくる」、荘道社、2009
7）福沢諭吉：文明論之概略、岩波文庫、1931
8）神谷美恵子：生きがいについて、神谷美恵子コレクション、みすず書房、2004
9）星野富弘：風の旅、立風書房、1982
10）嵯峨生馬：プロボノ、勁草書房、2011年8月19日
11）大田仁史：介護期リハビリテーションのすすめ、青海社、2010
12）大田仁史・遠藤尚志・失語症者家族：対談集　旅は最高のリハビリ！失語症海外旅行団の軌跡、エスコアール出版部、2009
13）大田仁史・遠藤尚志・失語症家族：対談集「失語症」と言われたあなたへ、エスコアール出版部、2008

## 第五章

1）大田仁史：お棺は意外に狭かった！、講談社、2007
2）清原迪夫：痛みの周辺、東京大学出版会、1978
3）清原迪夫：痛みと闘う、東京大学出版会、1979
4）赤瀬川源平：老人力、筑摩書房、1998
5）O,F, ボルノウ：人間と空間、せりか書房、1978
6）鶴見和子：老人のリハビリテーションの意味、環、26、2006
7）鶴見和子、上田敏、大川弥生：回性を生きる、三輪書店、1998
8）大田仁史：かばい手の思想、荘道社、1996
9）大鵬幸喜：巨人、大鵬、卵焼き、私の履歴書、日本経済新聞社、2001
10）大田仁史：そろそろ、能天気―リハビリ医が考えたからだもこころも元気に老いるための10か条、筒井書房、2009
11）糸川英夫：ボケへの恐怖特別寄稿「九八プラス二」という人生の方程式、新潮45、4、特集「認知症」への恐怖、2011
12）多田富雄：わたしのリハビリ闘争、最弱者の生存権は守られたか、青土社、2007

# おわりに

国難と言われるこのたびの地震の復興は容易ではない。地震、津波の被災地だけでなく福島の原発の事故の収束は、予想がつかないほどの年月がかかりそうだ。いまだに放射性物質が流れ出て、また飛散して被害は増える一方である。原発近くの町の人々はもう故郷に帰れないかもしれない。その人たちへの支援の対策は、津波の被害地と異なる要素があるように思う。

スリーマイル島の原発も三五年が経っても廃炉にできず、チェルノブイリは二〇数年経ってなお近寄れないと言うのだから、放射能は現在の人智では扱えない代物なのだろう。いまさら責任の所在をうんぬんしても詮無いが、おそらく放射線学者、財界、政治、マスコミの四者が原罪を問われよう。庶民は、恐ろしさを知らず経済成長と奢侈、生活の利便性、の目くらましにあっていたといえる。残念ながら気がついたときは遅かったのである。放射能の恐ろしさは広島、長崎で経験していたにもかかわらず、原発にまで及ばなかったのはうかつとしか言いようがない。命や生活、人生は金銭と比較できない。今にして思えば、地震列島の上に原発を並べるなど、荒唐無稽の計画だと思う。茨城県の東海村にも原発がある。地震以後止まっているが、もし三〇キロ圏内が避難地域になると筆者が住んでいる水戸市も含まれ、一〇〇万人が移動しなければならない。そのようなことが可能か。

福島の原発で故郷を離れた人たちは、述べたようにもう故郷には戻れない。その人たちの生活をどのように組み立て直すのか。何万人という人たちを、どの町で永久的に生活ができるように支援できるのか。大震災からの日本のリハビリテーションとはそのような問題だ。

大震災で、絆や互助といった言葉が飛び交った。良いことである。世界からも多くの温かい言葉をもらっている。世界中の一部の人の「やさしさの遺伝子」がオンされたことは事実だろう。でもそのような人はいつの時代でもいる。正規分布の範疇だ。だから火事場泥棒のような悪い奴もいる。

孫正義さんが一〇〇億円を義捐金に拠出した。素晴らしいことだ。孫さんほどの金持ちでなくても、多くの金持ちが拠出してくれれば、莫大な額になるが。でも、そのような人はいない。やはり正規分布の範疇だ。大部分の人は、気持ちは少し揺さぶられても何もしない。この機会に金儲けを考える人のほうが多いだろう。わが家のマンションが被害を受け、資産価値が下がったと見るや、すぐに安い値段で買い取りたいという不動産屋のチラシが入った。人の弱みに付け込んで金儲けを企む輩のほうが多いのである。古米が、新米が出る前にもう高値になったではないか。

しかし、大震災で学ぶべきことも多かった。原発の問題。想定する津波、誘発される地震への対応、なにより節電により「清貧」を考えさせられたこともある。政治「屋」のいい加減さは噴飯ものだった。

世の中の理不尽なことのみ目につくのは年寄りの通癖である。後期高齢者の筆者にできることは少ない。せめて、リハビリ相談診療所でもつくって世間へお返しはできないかと真剣に考えたが、「難聴では、聴診器が聞こえないわよ」と癌で鬱の妻にたしなめられた。そう言えばそうだった。人の声はよく聞こえず、耳鳴りばかり大きくなる。今や、お役に立つことが少なく駄馬のごとく飯のみくらっている。それも結構辛い。

そのような年寄りの愚痴話を本にしてやろうというのだから、世の情けに感謝しなければならない。しかし、それでまたもや若い人たちに負担をかけるのではないか。そうであることは重々承知している。読者の時間を盗み、出版社の青山智社長、担当の宮内秀樹氏に負担をかけ、お詫びの言葉もない。ひたすら感謝するだけである。

資料の整理にはいつもながら秘書の武田直子女史にお世話になった。合わせて御礼申し上げる。

大田仁史

二〇一一年　盛夏

## 【初出出典】

日本リハビリテーション病院・施設協会誌　連載『大田仁史のいきいき人生論』より

第一章　一話　「団塊の津波」……………………………125号(2010年7月)
　　　　三話　団塊世代の老人ホーム ………………104号(2007年1月)
　　　　六話　住民のなかにいるのか、外にいるのか… 122号(2010年1月)
　　　　七話　地域リハビリテーションと環境問題 …. 114号(2008年9月)
　　　　九話　人形の首 ………………………………130号(2011年5月)
　　　一〇話　津波の余波………………………………131号(2011年7月)
　　　一一話　日本のリハビリテーション……………132号(2011年9月)
第二章　一話　エビデンス病…………………………… 99号(2006年3月)
　　　　二話　どこでやめるか「水際作戦」……………100号(2006年5月)
　　　　三話　集団訓練が消えた！ ……………………102号(2006年9月)
　　　　四話　「尊厳ある介護」と「介護予防の二つの線」… 107号(2007年7月)
　　　　五話　「……能力の維持向上に努めるものとする」… 108号(2007年9月)
　　　　六話　「尊厳」を逆さから考える ………………115号(2008年11月)
　　　　七話　「介護期」を提案する……………………124号(2010年5月)
第三章　一話　「その人らしい」とは …………………121号(2009年11月)
　　　　二話　障害者を苦しめる二つの苦しみ ………119号(2009年7月)
　　　　六話　ADLとQOL ……………………………128号(2011年1月)
　　　　七話　生命飢餓状態 …………………………129号(2011年3月)
　　　一一話　大人の絵本……………………………127号(2010年11月)
第四章　一話　残っているか「利他的遺伝子」…………110号(2008年1月)
　　　　二話　住民参加型の介護予防……………………112号(2008年5月)
　　　　三話　「名前も知らないで……」………………113号(2008年7月)
　　　　四話　強い心と弱い心 …………………………116号(2009年1月)
　　　　五話　蟻の連帯 …………………………………126号(2010年9月)
　　　一〇話　旅は最高のリハビリ！ …………………111号(2008年3月)
第五章　一話　星名《せいみょう》？ …………………………………106号(2007年5月)
　　　　二話　お棺は意外に狭かった！ ………………105号(2007年3月)
　　　　三話　目標があれば我慢ができる………………118号(2009年5月)
　　　　五話　「ばらの空間」…………………………… 98号(2006年1月)
　　　　六話　鶴見和子さんの死………………………103号(2006年11月)
　　　　七話　リハビリテーションと相撲の心技体…… 123号(2010年3月)
　　　一〇話　一七年目の「寝たきりになら連」
　　　　　　　　～写楽・娃億さんの思い出～ ………120号(2009年9月)
　　　一一話　万歳！「訓練人生」…………………… 101号(2006年7月)

上記以外は書き下ろしです。

護事典』『お棺は意外に狭かった！』（講談社）
『大田式介護予防リハビリ体操』『完全図解　介護予防リハビリ体操大全集』（講談社）『今日の私が最高だ！』（小学館）『今すぐ役立つ介護シリーズ6　脳卒中後の生活　元気が出る暮らしのヒント』（創元社）『介護予防のいっぱつ体操』（NHK出版）
『老いぬさまでいよう―ドクター大田のリハビリ・トーク』『ドクター大田のリハビリ千話』①～③『リハビリ忍法帖』（茨城新聞社）『地域リハビリテーション原論Ver.5』（医歯薬出版）『そろそろ、能天気―リハビリ医が考えたからだもこころも元気に老いるための10か条』（筒井書房）
大田仁史講演集『⑴芯から支える維持期リハビリをめざして』『⑵住民参加の介護予防―茨城県の介護予防とシルバーリハビリ体操』『⑶介護予防と終末期リハビリテーション』『⑷言語を越えて、自分の世界をつくる―寡黙の力を教えてくれる人たち』『⑸高齢者の心を読む』『⑹地域リハビリテーションの本質―地域をネットワークで変える』『⑺かばい手の思想―共に生きることへの誠意』（荘道社）
『介護期リハビリテーションのすすめ』（青海社）『完全図解　介護予防リハビリ体操大全集』（講談社）『集団リハビリテーションの実際―こころとからだへのアプローチ』『脳卒中者の集団リハビリテーション訓練の13原則』（三輪書店）、他

### 〈ビデオ、DVD〉

いきいきヘルス体操（ビデオ8巻、CD 2巻、カセットテープ4巻）
在宅介護の基礎と実践（ビデオ20巻）、いきいきヘルスいっぱつ体操（ビデオ3巻）
「新しい介護」基本のき（ビデオ、DVD）、他

## 【プロフィール】

### 大田　仁史（おおた　ひとし）

1936年 7月9日生　出身　香川県高松市
1962年 3月　東京医科歯科大学医学部卒業
1973年 1月　伊豆逓信病院第2理学診療科部長
1993年 6月　同病院副院長
1995年 9月　茨城県立医療大学教授
1996年12月　同大学付属病院院長
2005年 4月　茨城県立健康プラザ管理者
茨城県立医療大学名誉教授
医学博士
日本リハビリテーション医学会専門医
健康いばらき推進協議会会長
茨城県地域リハビリテーション普及促進協議会会長、茨城県介護予防推進委員会委員長
茨城県地域ケアシステム検討委員会委員長、等

〈著書〉
『心にふれる』『堪忍袋の緒―老いへのまなざし』『芯から支える―リハビリ・エッセンス』『かばい手の思想―共に生きることへの誠意』（荘道社）
『介護予防―なるな寝たきり、つくるな寝たきり』『大田仁史の脳卒中　いきいきヘルス体操』（荘道社）
『終末期リハビリテーション―リハビリテーション医療と福祉との接点を求めて』『実技・終末期リハビリテーション』（荘道社）
『地域リハビリテーション原論Ver.4』（医歯薬出版）
『からだを通して心にふれる―アルバム 地域リハビリテーションのあゆみ』『脳卒中在宅療養の動作訓練―動作のアセスメントと訓練プラン』（日本アビリティーズ協会）
『目でみる介護予防―いきいきヘルスいっぱつ体操』（医歯薬出版）
『完全図解　新しい介護』『「老い方」革命―新しい介護のはじまり』『実用介

# 大田仁史の『ハビリス』を考える～リハビリ備忘録～

発　行　2011年10月30日　第1版第1刷©
著　者　大田仁史
発行者　青山　智
発行所　株式会社 三輪書店
〒113-0033　東京都文京区本郷6-17-9　本郷綱ビル
☎03-3816-7796　FAX03-3816-7756
http://www.miwapubl.com
制　作　株式会社 メディカル・リーフ
印刷所　三報社印刷 株式会社


ISBN978-4-89590-391-2 C3047